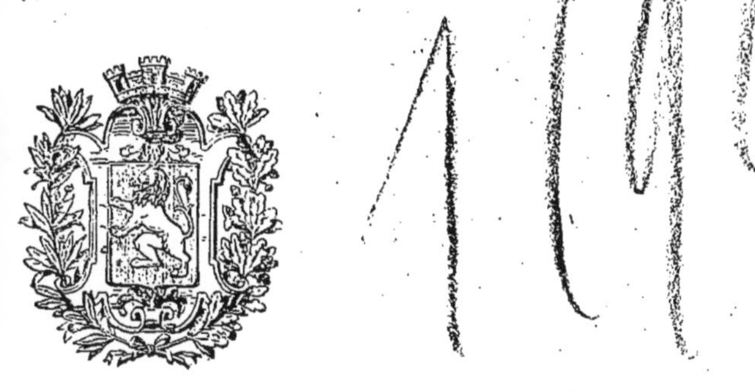

DE L'ENTRÉE DE L'AIR

DANS LES

SINUS UTÉRINS

PAR

Le Dr Henri BAURAND

Ancien Externe des Hôpitaux de Lyon

Ex-Aide de Clinique à la Faculté de Médecine. — Ex-Interne lauréat des Hôpitaux de Grenoble et de la Maternité départementale de l'Isère

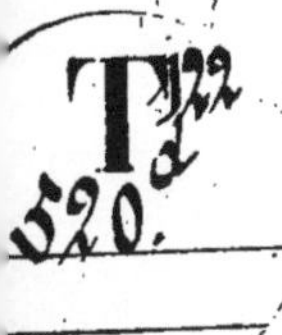

ÉDITEURS

A. STORCK | G. MASSON
LYON | PARIS

1895

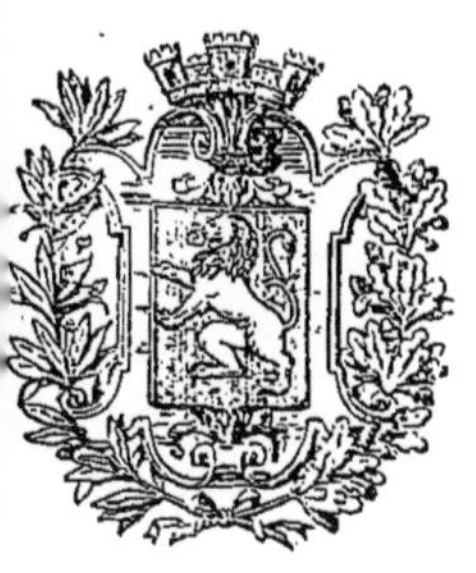

DE L'ENTRÉE DE L'AIR

DANS LES

SINUS UTÉRINS

PAR

Le Dr Henri BAURAND

Ancien Externe des Hôpitaux de Lyon

Ex-Aide de Clinique à la Faculté de Médecine. — Ex-Interne lauréat des Hôpitaux de Grenoble et de la Maternité départementale de l'Isère

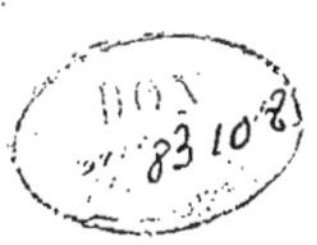

ÉDITEURS

A. STORCK | G. MASSON

LYON | PARIS

1895

A MON PÈRE

A MA MÈRE

A TOUS MES AMIS

A MON PRÉSIDENT DE THÈSE

M. le Professeur *LACASSAGNE*

Chevalier de la Légion d'Honneur

A M. LE PROFESSEUR GAYET

Chevalier de la Légion d'Honneur

A M. LE DOCTEUR GALLOIS

Professeur de Clinique obstétricale à l'École de médecine
de Grenoble

INTRODUCTION

Le 20 janvier 1895, accouchait à la maternité départementale de Grenoble une jeune femme de 25 ans, robuste et bien conformée. Tout portait à croire que les choses se passeraient normalement, et de fait, l'accouchement s'effectua sans difficultés. L'utérus cependant montra de la paresse à se contracter après la délivrance, et, pour parer à toute éventualité, M. le Dr Gallois pratiqua un tamponnement utérin. La perte de sang avait été très peu considérable et tout danger semblait dès lors écarté. A notre grande surprise, nous vîmes les forces de la femme diminuer de plus en plus et le pouls disparaître peu à peu, si bien qu'au bout de trois ou quatre heures la mort survint.

M. le Dr Gallois, éliminant l'hémorrhagie comme cause de la mort, pensa que de l'air avait bien pu s'introduire dans les sinus utérins et amener ce dénouement. L'autopsie, pratiquée le lendemain, lui donna raison.

M. le Dr Gallois attira notre attention sur les particularités de ce cas, sur la lenteur avec laquelle, contrairement à ce qui se produit d'ordinaire, la mort était survenue et nous engagea vivement à étudier ce point de la pathologie obstétricale et à en faire le sujet de notre thèse.

Quelques mois après, se jugeait devant les assises du Rhône un crime d'avortement. Les manœuvres avaient été suivies de mort et M. le professeur Lacassagne, dans un rapport très détaillé, démontrait que la cause en était due à l'entrée de l'air dans les sinus utérins. A l'intérêt qui s'attache tout naturellement à ce sujet, s'ajoutait encore celui de l'actualité et nous poursuivîmes notre étude avec plus d'ardeur.

En parcourant la littérature française et étrangère, nous avons pu réunir un certain nombre de faits qui nous ont démontré que l'entrée de l'air dans les veines utérines était un accident plus fréquent qu'on ne se l'imagine, et que tels cas de mort mis sur le compte d'un réflexe, n'avaient souvent pas d'autre origine. Nous avons même recueilli des exemples très probants de mort, ne survenant que plusieurs heures après le début de cet accident et nous avons essayé de prouver que le fait était parfaitement possible.

Nous avons divisé notre travail en sept chapitres :

Le premier est consacré à l'historique ; dans le second, nous étudions l'anatomie et la physiologie de l'utérus. Dans le troisième chapitre, nous passons en revue les différents modes d'entrée de l'air dans les veines utérines et les causes qui la favorisent. Le quatrième chapitre est consacré à l'étude des symptômes et à la marche des accidents ; le cinquième a trait à l'anatomie pathologique ainsi qu'à la pathogénie. Le diagnostic, le pronostic et le traitement font l'objet des deux derniers.

Bien que notre thèse ait principalement trait à l'obstétrique et ne se rattache qu'accessoirement à la médecine légale, M. le professeur Lacassagne a bien voulu s'y intéresser et en accepter la présidence. Nous ressentons vivement l'honneur qu'il nous a fait, et nous le prions de vouloir bien agréer l'expression de notre respectueuse gratitude.

Arrivé au terme de nos études, c'est un devoir agréable pour nous de remercier nos maîtres dans les Hôpitaux et à la Faculté de leur bienveillance à notre égard et de leurs excellentes leçons.

M. le professeur Gayet a été un de nos premiers maîtres. Nous garderons une profonde reconnaissance pour l'intérêt et la sollicitude qu'il n'a cessé de montrer à notre égard. Que cet excellent maître veuille bien croire que tout ce qu'il a fait pour nous ne s'effacera jamais de notre mémoire.

Nous sommes heureux de pouvoir nous compter parmi les anciens externes de M. le professeur Augagneur ; les six mois que nous avons passés auprès de lui à l'Antiquaille ont été très fructueux.

C'est avec émotion que nous évoquerons le souvenir du regretté professeur Léon Tripier, dont nous avons également eu l'honneur d'être l'externe. Nous n'oublierons jamais ce maître qui, sous une écorce un peu rude, cachait un grand cœur et n'avait de plus grand plaisir qu'à soulager ses malades.

Nous avons passé deux agréables années dans les Hôpitaux de Grenoble. Successivement interne de MM. Girard, Nicolas, Perriol, Comte et Porte, auprès de tous nous avons trouvé le meilleur accueil et une extrême bienveillance : nous leur en savons le plus grand gré.

Nous avons une grosse dette de reconnaissance à acquitter envers M. le docteur Gallois, professeur de clinique obstétricale à l'Ecole de médecine. Après nous avoir fait le grand honneur de nous accepter comme interne de la Maternité départementale, il nous a toujours laissé la plus grande initiative dans son important service, tout en nous donnant d'excellents conseils, aussi les deux années que nous avons passées auprès de lui nous ont-elles été très profitables. Il nous a enfin donné l'idée de notre travail, et c'est grâce à sa direction que nous avons pu le mener à bien. Nous le prions d'agréer ici l'expression de notre vive reconnaissance.

Nous n'oublierons pas non plus Mlle Loubet, maîtresse-accoucheuse de la Maternité. C'est avec la plus grande complaisance qu'elle nous a aidé de son expérience et a guidé nos premiers pas dans la pratique des accouchements. Nous l'en remercions bien sincèrement.

M. le docteur Goullioud, chirurgien de l'Hôpital Saint-Joseph et M. le docteur Montaz, chirurgien des Hôpitaux de Grenoble, ont bien voulu nous communiquer deux observations fort intéressantes. C'est avec empressement que nous saisissons l'occasion de leur exprimer ici toute notre gratitude.

Bien que n'appartenant pas à l'Ecole de médecine de Grenoble, M. le docteur Berger, directeur honoraire et M. le docteur Bordier, directeur actuel, ont toujours été animés envers nous de la plus grande bienveillance : nous leur en sommes très reconnaissants.

Merci enfin de tout cœur à notre excellent ami Georges Gayet, interne des Hôpitaux de Lyon, ainsi qu'à M. Germain, professeur d'allemand, pour la complaisance avec laquelle ils ont mis à notre service leurs connaissances en langues étrangères.

CHAPITRE PREMIER

Historique

L'introduction de l'air dans la circulation par les sinus utérins, fait que beaucoup d'accoucheurs ont observé et que la plupart d'entre eux admettent aujourd'hui, n'a guère pris place en obstétrique, d'une façon définitive, que dans la dernière moitié de ce siècle.

Ce n'est pas cependant que la question de l'entrée de l'air dans les veines n'ait été étudiée depuis longtemps. Comme le rapporte Morgagni dans sa cinquième lettre, les expériences de Wepfer sont antérieures à 1667 ; elles furent répétées par Redi et Stenon qui les firent ensemble, puis par Camerarius. Plus tard, Méry observa l'entrée spontanée de l'air dans les veines ouvertes.

En 1683, Van der Heyden dit : « Après avoir injecté de l'air par la veine crurale d'un chien, ce fluide passe par l'abdomen en faisant du bruit, arrive au cœur en un instant. L'animal est pris de convulsions, et les mouvements du cœur s'arrêtent. »

Il faut arriver à Baudelocque, vers 1775, pour entendre parler d'air dans la circulation à la suite de l'accouchement. A l'autopsie de deux femmes mortes d'hémorrhagie après l'accouchement, Baudelocque trouva des gaz dans le cœur et les principaux vaisseaux. Cependant, bien que l'autopsie, dans ces deux cas, eût été faite cinq ou six heures seulement après la mort, il ne crut pas devoir admettre que les gaz eussent pénétré par les vaisseaux utérins, et les attribua à la décomposition cadavérique.

Celui à qui revient l'honneur d'avoir attiré le premier l'attention sur l'entrée de l'air dans les veines utérines, c'est Legallois père.

Vers 1800, Legallois, faisant des expériences sur des animaux en état de gestation afin d'étudier les effets de la perte de sang et de l'abstinence, constata à trois reprises différentes que l'air pénétrait dans la veine cave inférieure ainsi que dans les veines utérines, et qu'une mort subite en était la conséquence. Il fut frappé des circonstances identiques dans lesquelles mouraient ces animaux, et en conclut que l'air atmosphérique pouvait s'introduire dans le système veineux par les sinus utérins après la délivrance, et signala cette complication aux accoucheurs.

A l'époque à laquelle Legallois écrivait, on n'avait pas encore eu l'attention tournée vers les accidents produits par l'introduction de l'air dans les veines chez l'homme ; les morts subites qui se produisaient au cours d'opérations chirurgicales étaient ordinairement attribuées à d'autres causes ; aussi ses paroles eurent-elles peu d'écho.

La question rentra dans l'ombre quand, en 1818, un cas très net d'entrée d'air dans les veines se produisit à l'hôpital Saint-Antoine. Beauchêne, sciant une clavicule chez un homme porteur d'une tumeur à l'épaule, vit la mort survenir en quelques minutes, avec tous les symptômes observés chez les animaux auxquels on injectait expérimentalement de l'air.

Les physiologistes, les médecins se remirent à l'étude, les cas restés sans explication revinrent à la mémoire, et quelques années après, en 1829, Legallois fils, se souvenant des expériences de son père, les publia en les commentant (1). Il appela l'attention sur ces morts survenant peu de temps après la délivrance, sans raison apparente, dont les causes ne pouvaient être attribuées à aucune lésion après autopsie faite, et, comme son père, se demanda si on ne devait pas les rapporter à l'entrée de l'air dans les veines.

Ollivier (d'Angers) publia ensuite quelques exemples de mort subite après l'accouchement, et les expliqua de la même façon (2).

Mais c'est surtout de 1830 à 1840 que la question de l'entrée de l'air dans la circulation en général prit une grande importance. Les observations parurent en grand nombre, Amussat fit de nombreuses expériences (3), on émit de nouvelles théories sur le mode d'action de l'air, et, en 1837, l'Académie de médecine consacra toute une série de séances à les discuter (4).

Dans sa thèse d'Edimbourg (5), en 1837, Cormack, après

(1) *Annales hebdomadaires de médecine*, t. III, p. 183, Paris, 1829.

(2) *Dict. de méd.*, art. *Air*, Paris, 2e éd.

(3) Amussat : *Recherches sur l'introduction de l'air dans les veines*, p. 241-245.

(4) *Journal des connaissances chirurgicales*, Paris, 1837-1838.

(5) Cormack (John-Rose) : *Prize Thesis on the Presence of air in the Organs of Circulation*. Edinburgh, 1837.

avoir fait allusion aux opinions de Legallois et d'Ollivier, ajoute les remarques suivantes : « Dans certains cas où la femme vient inopinément à mourir après la parturition, et lorsque tout semble promettre un rétablissement certain, il est possible, par une suite de différentes circonstances, que la mort puisse être attribuée à l'entrée de l'air dans la circulation par la voie des orifices béants en communication directe avec les veines utérines. »

L'année suivante, Handyside publia le résultat des autopsies qu'il avait faites dans les cas d'entrée d'air, et insista sur l'aspect du sang qu'on trouve mélangé d'air dans le cœur droit, l'artère pulmonaire et les poumons, et même, ajoute-t-il, dans les vaisseaux de la grande circulation (1).

Claude Bernard, en 1844, dans ses tentatives pour atteindre les racines du nerf spinal accessoire des chiens, par trépanation de l'os occipital, s'aperçut que l'air s'introduisait dans les veines, et qu'à la suite de cet accident, on trouvait le cœur droit non seulement rempli de sang spumeux, mais encore distendu par de l'air (2).

Le chapitre de l'anatomie pathologique était désormais abordé, et de l'identité des résultats d'autopsie, qu'il s'agît de l'entrée de l'air par une veine quelconque ou par un sinus utérin, on pouvait conclure à une même cause de mort dans les cas observés.

En 1845 parut le premier volume du Compendium de chirurgie. Les auteurs de cet ouvrage concluent, au sujet de l'entrée de l'air dans les veines que si cet accident n'est

(1) *Edinburgh medic. Journal*, 1838, n° 134.

(2) *Archives générales de médecine*, 1844.

pas entièrement démontré, il n'en est pas moins possible, et engagent à se prémunir contre lui.

Lionet, Vintrich rappellent l'attention sur le danger de l'entrée de l'air dans les sinus utérins après l'accouchement, et Lionet publie même une observation qui, sans être parfaitement concluante, était cependant de nature à faire réfléchir les accoucheurs. L'Académie de médecine s'en occupa du reste, dans sa séance du 28 mai 1839, et Amussat donna même son opinion sur la façon dont l'air pouvait être aspiré par les sinus utérins.

Bessems (d'Anvers) publia à son tour une observation de mort à la suite de l'introduction très probable d'air dans les veines utérines (1).

Dès lors, l'entrée de l'air par les sinus utérins est un fait accepté par la plupart des accoucheurs, et les observations deviennent nombreuses. May (2) cite, en 1857, plusieurs cas personnels fort intéressants, Mordret (3) écrit en 1858 un long mémoire sur la mort subite dans l'état puerpéral, et y consacre de longues pages à l'entrée de l'air dans les veines utérines.

Depuis, physiologistes, accoucheurs ont fait de nombreuses expériences ou publié des observations de plus en plus précises, et, parmi les principaux, nous citerons Oré (1863), Olshausen, Hervieux (1864), Cormack qui après avoir consacré sa thèse d'Edimbourg, en 1837, à l'étude de l'entrée de l'air dans les sinus utérins, reprend

(1) *Annales de la Société de médecine d'Anvers*, 1849 et Thèse de Cormack, Paris, 1870.

(2) May : — *British médical Journal*, 1857.

(3) *Mémoires de l'Académie de médecine*, 1858, t. XXII.

la même question en 1870 dans sa thèse de Paris (1), avec toute l'autorité que plus de trente années lui avaient donnée.

L'entrée de l'air par les sinus utérins n'intéresse pas seulement l'accoucheur, elle intéresse particulièrement aussi le médecin légiste. Cependant, si l'on parcourt les différents ouvrages de médecine légale, il est rare d'y voir mentionner l'introduction de l'air dans les sinus utérins comme cause de mort au cours de manœuvres abortives. C'est ainsi que Tardieu n'en dit pas un mot. Dalton (2) cite un cas de mort consécutive à un avortement, cas dans lequel on avait retrouvé de l'air dans le système circulatoire. Hofmann, dans ses *Nouveaux éléments de médecine légale*, dit que dans l'avortement par injections utérines, l'entrée de l'air, mais aussi du liquide injecté dans les veines de l'utérus peut donner lieu à des symptômes graves, et même amener la mort. Dans son traité de médecine légale de 1895, il insiste sur les différentes causes de mort dans les avortements criminels, mais il ne parle plus de l'introduction de l'air dans les sinus utérins.

(1) Cormack (J.-R.) : — *De l'entrée de l'air par les orifices béants des veines utérines, considérée comme cause de danger et de mort subite peu de temps après la délivrance.* Thèse de Paris, 1870.

(2) Dalton : — *Amer. med. Monthly*. Juin 1860.

CHAPITRE II

Anatomie et physiologie

Nous n'avons pas l'intention de faire ici la description anatomique complète de l'utérus; ce serait sortir inutilement des limites de notre sujet. Nous rappellerons seulement que l'utérus est un organe essentiellement musculaire ; c'est, comme on l'a dit, un muscle creux, et nous parlerons surtout de sa circulation veineuse.

Les veines, extrêmement nombreuses, qui ramènent le sang des parois de l'utérus, ne sont pas flexueuses, mais plus ou moins rectilignes et transversalement dirigées du plan médian vers les bords de l'organe où elles se jettent de chaque côté dans un riche plexus situé dans l'épaisseur des ligaments larges.

Ces veines forment quatre groupes principaux : les deux supérieurs accompagnent les artères utéro-ovariennes, et vont se jeter, à gauche dans la veine rénale gauche, à droite dans la veine cave inférieure. Les deux groupes inférieurs accompagnent les artères utérines et vont se jeter dans les veines hypogastriques.

Les veines principales de l'utérus sont donc immédiatement en rapport avec la veine cave inférieure, et par conséquent avec le cœur droit. Mais ce n'est pas seulement avec lui qu'elles communiquent. Il existe, d'après M. Sappey, des veines portes accessoires établissant une communication entre la veine cave inférieure et la veine porte proprement dite.

« La plus importante de ces anastomoses, dit M. Testut (1), se trouve au niveau du rectum où la veine hémorrhoïdale supérieure, branche d'origine de la veine porte, s'unit avec les hémorrhoïdales moyennes, et hémorrhoïdales inférieures qui se jettent dans l'hypogastrique, soit directement, soit par l'intermédiaire de la veine honteuse interne.

« Ce sont là, dit-il, des anastomoses bien connues, mais il doit y en avoir bien d'autres, et je n'en veux pour preuve que cette observation intéressante de Rindfleisch (*Histologie pathologique*, trad. franç. de Gross, p. 477), dans laquelle, la veine porte étant oblitérée, le sang contenu dans ce vaisseau s'écoulait par les veines très dilatées du plexus spermatique. Je signalerai encore à ce sujet un fait de Hyrtl, qui a vu une veine de l'uretère se jeter dans la veine colique gauche; un deuxième fait du même anatomiste qui a pu, par une injection poussée dans la mésentérique, remplir le plexus veineux du vagin et de l'utérus. Je rappellerai enfin, mais pour mémoire seulement, ces anastomoses directes qui, chez certains animaux, unissent le tronc même de la veine porte avec la veine cave inférieure, anastomoses qui ont été si bien

(1) TESTUT : *Traité d'anatomie humaine*, t. II, p. 252.

étudiées par Cl. Bernard, et sur l'existence desquelles l'illustre professeur du collège de France avait édifié sa théorie si séduisante de la veine porte rénale. »

Il résulterait donc de ceci que les veines utérines peuvent communiquer indirectement avec la veine porte et par suite avec le foie.

Les veines de l'utérus s'anastomosent les unes avec les autres, ce qui pourrait faire supposer à un observateur superficiel qu'elles sont tortueuses : mais, comme le dit Cruveilhier, les veines contenues dans l'épaisseur des parois utérines ne présentent aucune trace de la disposition flexueuse des artères correspondantes.

Ces anastomoses forment un vrai tissu érectile. Comme le dit Paul Dubois, les communications des veines entre elles sont multipliées, même dans l'état de vacuité. De plus, les veines utérines ne sont pas flexibles, et elles adhèrent intimement à la substance musculaire de l'utérus par un tissu conjonctif dense, et cela tend tout spécialement à les maintenir béantes après la délivrance.

A l'état normal, c'est-à-dire quand l'utérus est vide, les vaisseaux de cet organe n'ont que des dimensions minimes. Mais, dès qu'un ovule fécondé s'est arrêté et fixé sur un des replis de la muqueuse utérine, muscles et vaisseaux entrent en prolifération, pour arriver, à la fin de la grossesse, à prendre un volume considérable. Cet énorme développement du système vasculaire est principalement destiné aux échanges sanguins entre l'œuf et l'organisme par l'intermédiaire du placenta. C'est en effet au niveau de ce dernier qu'on pourrait voir, après la délivrance, l'ouverture béante des veines utérines ou sinus utérins, ainsi qu'on les appelle lorsqu'ils ont acquis un calibre assez grand.

Le terme de la grossesse est donc l'époque à laquelle les sinus utérins ont atteint leurs plus grandes dimensions. Mais si on les examine à une époque beaucoup plus antérieure, vers le deuxième ou troisième mois-de la grossesse, on peut voir que leur calibre a déjà notablement augmenté, et qu'ils peuvent déjà donner lieu à des symptômes inquiétants, tant au point de vue des hémorrhagies que de l'entrée de l'air.

Au neuvième mois de la grossesse, l'utérus se sépare de son contenu. Par une série de contractions, le fœtus est expulsé au dehors, mais il reste encore le placenta. Les vaisseaux de ce dernier sont en rapport direct avec les sinus, mais grâce aux contractions de l'utérus, le placenta se décolle et sort à son tour. L'utérus se contractant toujours, les ouvertures des sinus se ferment et la sortie du sang s'arrête.

La contractilité de l'utérus est donc un agent puissant pour arrêter l'hémorrhagie. Mais, suivant John Reid, il en existerait un autre non moins efficace. John Reid remarqua que les bouches des sinus forment des ouvertures arrondies, beaucoup plus petites que l'intérieur des sinus eux-mêmes ; ce fait était, suivant lui, une particularité qui protégeait l'accouchée contre l'hémorrhagie et l'entrée de l'air. A l'entrée des sinus, il resterait, après la délivrance, des fragments de villosités placentaires formant des noyaux de coagulation qui boucheraient l'orifice dont l'étroitesse relative retient la villosité et s'opposeraient ainsi, jusqu'à un certain point, à la production des accidents. Reid dit : « J'ai constaté sur un utérus provenant d'une femme morte vingt-quatre heures après la délivrance que, tandis que quelques-unes des bouches des sinus utérins étaient bouchées par les coagulations, il y en avait un grand nombre de vides; dans celles qui se trouvaient remplies de coagulations, je pus constater plusieurs touffes de villosités placentaires enveloppées de coagulations, lorsque je les plaçai sous le microscope après les avoir broyées (1). »

L'utérus ne se contracte pas toujours d'une façon définitive après l'expulsion de son contenu. Il se relâche parfois, ouvrant de nouveau ses sinus qui, indépendamment du sang qu'ils laissent écouler, peuvent, comme on le verra plus tard, laisser l'air s'introduire dans la circulation.

Nous avons vu que l'ouverture des sinus est située au lieu d'insertion du placenta. Or, dans la grande majorité des cas, le placenta s'insère sur le fond ou dans le voisinage du fond de l'utérus, c'est-à-dire dans une région riche en fibres musculaires, là où la contractilité atteint son maximum. Il arrive parfois cependant, que l'ovule, au lieu de venir se fixer dans cette région de l'utérus, prend son insertion dans le voisinage du col et même tout près de l'orifice interne : on a, dans ce cas, un *placenta prævia*. Qu'arrivera-t-il ? Vers le sixième, le septième mois de la grossesse, le col de l'utérus suivant l'évolution de cet organe, n'est pas suivi par le placenta, d'où des déchirures, des décollements de ce dernier, des sinus s'ouvrant d'une façon prématurée et des hémor-

(1) Reid (John) : *Physiological, Anatomical and Pathological Researches.* Edinburgh, 1848.

rhagies. Si la grossesse parvient à son terme, le placenta une fois expulsé, la région du col ne sera pas à même de se contracter, manquant pour cela d'éléments musculaires suffisants et l'accouchée sera, par ce fait, exposée au double danger d'hémorrhagie et d'entrée de l'air dans ses sinus.

CHAPITRE III

Modes d'entrée de l'air et causes favorisantes

L'introduction de l'air dans les sinus utérins peut se faire, d'une façon générale, suivant deux modes principaux: par aspiration et par refoulement. Dans le premier cas, par un mécanisme que nous étudierons plus loin, l'air pénétrera spontanément dans la cavité utérine et de là dans la circulation ; dans le deuxième, il y sera refoulé par un agent étranger et quelquefois même directement introduit par ce dernier.

C'est principalement après la délivrance que cet accident se produit le plus souvent. A ce moment-là, en effet, le placenta vient de laisser les sinus béants, et si l'utérus met du retard à se contracter, l'air contenu dans sa cavité pourra être aspiré par ces orifices largement ouverts. On observerait un phénomène analogue à celui qui se passe dans les veines du cou. C'est du reste l'opinion d'Amussat. « J'ai pensé, dit-il (1), qu'on pourrait peut-être expliquer le phénomène de l'introduction de l'air dans les veines de l'utérus par le même mécanisme que pour la région dangereuse du cou, c'est-à-dire par les mouvements respiratoires qui se font sentir jusque sur l'utérus par le flux et le reflux des intestins. On conçoit dès lors que si l'utérus n'est pas revenu sur lui-même comme une bouteille de caoutchouc vide, et que les vaisseaux de ses parois soient encore béants, l'aspiration pourra avoir lieu comme au cou, sans doute moins facilement, mais dès qu'une bulle d'air est entrée, on comprend qu'un grand nombre d'autres peuvent pénétrer rapidement et produire les mêmes phénomènes. »

On ne pourrait guère expliquer autrement l'entrée de l'air qui se produit dans les cas où l'utérus reste en inertie après l'expulsion du placenta et n'est le siège d'aucune contraction.

Il arrive souvent que l'inertie utérine après la délivrance, au lieu d'être absolue, continue, n'est qu'intermittente : l'utérus se contracte, puis se relâche, et ainsi à plusieurs reprises. On a eu également, dans des cas de ce genre, des accidents mortels par entrée de l'air dans les sinus. May (2) en cite un exemple. Il s'agit d'une accouchée dont la mort survint peu d'heures après la délivrance : celle-ci avait été suivie d'hémorrhagie, de contractions et de relâchements successifs de l'utérus, et l'autopsie démontra que l'air était entré dans les veines utérines.

Dans ces cas-là, l'aspiration des veines n'est plus seule

(1) Amussat : *Loc. cit.*

(2) May : *Loc. cit.*

en cause, il s'y joint un autre élément. L'utérus, par ces alternatives de relâchement et de contraction, produit une sorte de succion. En effet, lorsqu'il se relâche, sa cavité augmente de volume et il se produit un appel d'air et de sang, d'air du côté du vagin, de sang du côté des sinus. Si les sinus ne sont pas encore obstrués par des caillots, du sang peut s'écouler dans la cavité utérine, mais en même temps l'air s'y précipite à travers le vagin. Qu'une contraction survienne alors, l'utérus va presser sur la masse d'air qu'il contient ; si l'air peut ressortir avec la même facilité qu'il est entré, il pourra se faire qu'il n'en pénétre qu'une quantité minime ou même qu'il n'en pénétre pas du tout dans les sinus, mais si un obstacle quelconque, du sang coagulé par exemple, s'oppose à son issue, il y aura de grandes chances pour qu'il s'introduise dans la circulation, surtout si les sinus sont incomplètement fermés. L'utérus, dans ce cas, se comporte absolument comme une pompe aspirante et foulante.

Nous venons de voir comment l'air s'introduit dans les sinus après la délivrance. On conçoit que nul moment n'est plus favorable à la production de cet accident, le décollement du placenta ayant donné lieu à une large surface d'absorption. Il ne serait cependant pas toujours nécessaire que la délivrance fût faite, et il y aurait des cas où l'air pénétrerait dans les veines bien avant cette période de l'accouchement, par exemple au moment de la rupture de la poche des eaux, comme le fait est mentionné dans deux observations que nous avons pu recueillir.

OBSERVATION I

KEZMARSKY : *Arch. für Gynaec.*, Bd 13, in *Revue des Sc. méd.* t. XIII.

Quatripare atteinte d'hydramnios.

La poche des eaux bombait fortement et distendait les organes génitaux jusqu'à la vulve ; elle avait le volume du poing. La femme était alors couchée sur le côté gauche.

Cinq minutes après la rupture de la poche des eaux, elle est prise des accidents caractéristiques et meurt très rapidement.

A l'autopsie, on constate du sang mousseux dans l'utérus, de l'air dans la veine cave inférieure, dans le ventricule droit du cœur.

OBSERVATION II

MAY : *British medical Journal*, 1857.

En septembre 1841, Mistress X..., âgée de 30 ans, entra en travail de son troisième enfant. Le travail marchait naturellement, mais la malade ne pouvant uriner, M. Taylor était en train d'introduire une sonde, quand survint une violente douleur. Les eaux de l'amnios s'écoulèrent : trois quarts de pinte environ. La malade s'écria soudain : « Oh ! que je me sens faible ! » Elle eut quelques convulsions et expira. Au moment de la dernière douleur, la tête avait été en partie poussée à l'extérieur. Les tentatives pour extraire l'enfant restèrent sans résultat.

L'autopsie fut faite 48 heures après la mort. L'utérus remontait à l'ombilic, le placenta en occupait la face antérieure, du dubis à l'ombilic ; aucune partie n'en était décollée. Quelques jours avant le travail, elle avait eu une abondante perte de sang;

il y avait peu de sang dans l'utérus ; la vessie était vide. La veine cave inférieure était vide également. Le cœur était normal ; l'oreillette droite était mince, presque transparente, et distendue par de l'air. C'est à peine si on trouvait quelques traces de sang dans le cœur. Cerveau et méninges normaux.

On s'explique assez difficilement, au premier abord, comment l'entrée de l'air dans les sinus utérins peut se produire pendant le travail, à un moment où le placenta adhère encore à l'utérus. Mais on sait combien est riche la vascularisation de ce dernier. En dehors de la surface d'insertion du placenta, les veines sont nombreuses, et beaucoup d'entre elles peuvent être ouvertes par suite du décollement des membranes de l'œuf; la caduque adhère, en effet, assez fortement à l'utérus, comme on peut s'en rendre compte lorsqu'on examine l'utérus d'une femme morte au cours d'un accouchement. Dès le début du travail, on voit souvent des écoulements sanguins se produire qui, alors, doivent être attribués non à des déchirures du col, celui-ci n'ayant pas encore atteint une dilatation assez considérable pour cela, mais bien au décollement des membranes, et à l'ouverture de vaisseaux qui en est la suite.

Le placenta lui-même subit parfois un décollement partiel, surtout s'il s'insère dans une région voisine du col. Dans ce cas, quelques sinus s'ouvrent et l'air peut encore mieux s'introduire dans la circulation sous l'empire des contractions et des relâchements successifs dont l'utérus est le siège.

Du reste Porak (1), qui s'est occupé de cette question,

(1) Porak : *Revue des sciences médicales*, t. XIII.

croit la chose parfaitement possible. S'appuyant sur les expériences de Schatz et sur l'opinion de Simpson, de Hégar, il pense que l'entrée de l'air dans les veines pendant le travail peut s'expliquer par le mécanisme que nous avons indiqué plus haut; par la succion que fait l'utérus en se relâchant entre chaque douleur.

Cette succion, pour lui, serait encore exagérée par l'inspiration thoracique qui diminue considérablement la pression intra-abdominale. « Certaines circonstances, dit-il, celles, par exemple, où l'utérus est dirigé en sens inverse de sa situation normale, comme dans les positions genu-pectorales, ou la position qu'avait la malade de Kézmarsky, cette tendance au vide est encore augmentée. Que sous une influence quelconque, les parois vaginales ne soient pas appliquées, comme lorsqu'elles sont distendues sur la poche des eaux; qu'au moment où celle-ci se rompt, il y ait une inspiration thoracique, la pression intra-abdominale est moins forte que la pression extérieure, et l'air se précipite dans l'ouverture restée béante. Ne serait-ce que pendant un temps très court, cela peut avoir lieu; il peut pénétrer dans les sinus utérins aux contractions suivantes si quelques-uns d'entre eux sont ouverts, et les accidents se produisent avec leur violence et leur rapidité habituelles. »

Il ne faudrait pas croire qu'une fois l'accouchement terminé, la femme soit définitivement à l'abri des dangers de l'introduction de l'air dans ses sinus. Cet accident peut encore se produire pendant les suites de couches; le fait est rare, c'est vrai, mais il a été observé. Porak (1) admet

(1) Porak : *Loc. cit.*

parfaitement sa possibilité et Olshausen (1), parlant des cas de mort qui se produisent par ce fait, dit qu'on peut les voir survenir jusqu'à onze jours après l'accouchement.

May a observé un cas de ce genre dans lequel la mort survint au huitième jour et ne put être, comme on va le voir, attribuée à une autre cause qu'à l'introduction de l'air dans la circulation.

OBSERVATION III

May : *British médic. Journal*, 1857.

A l'automne de 1855, Mistress E..., âgée de 28 ans, accoucha de son troisième enfant, après un travail normal.

Sa convalescence s'acheva suffisamment pour qu'elle pût reprendre ses occupations. Mais le huitième jour, elle devint subitement malade, et expira avant l'arrivée de M. Valford.

J'assistai à l'autopsie le lendemain. On n'observa rien d'anormal, jusqu'à ce qu'ont eût détaché le foie. On remarqua alors qne du sang spumeux s'en échappait, et ayant observé de plus près, on découvrit de l'air dans la veine cave inférieure et dans la veine porte.

Le cœur droit était distendu par du sang spumeux.

L'utérus était de dimensions normales pour le huitième jour.

Il n'y avait aucun signe de décomposition dans les autres organes.

L'introduction de l'air dans les veines pendant les couches peut très bien s'expliquer par la réouverture fortuite d'un sinus mal fermé. Lorsque, par exemple, la

(1) Olshausen : *Monatsschrift für Geburtskunde und Frauenkrankheiten*, 1864.

régression utérine tarde à se faire, il faut relativement peu de chose pour provoquer un écoulement sanguin, et l'on sait combien saignent facilement ces utérus non revenus sur eux-mêmes lorsqu'on y introduit une sonde. Tel n'était cependant pas le cas de la femme dont parle May, puisqu'à l'autopsie on constata que l'utérus avait les dimensions normales.

Un mouvement intempestif, une secousse imprimée au diaphragme à l'occasion d'un accès de colère, d'un effort de vomissement, d'un éclat de rire, comme cela a été rapporté dans certains cas, peuvent provoquer une aspiration dans les veines utérines et y faire pénétrer de l'air.

Hervieux notamment, rapporte un fait de ce genre dans lequel la mort serait survenue à la suite d'une violente colère. L'observation n'est pas très concluante il est vrai, mais il y a là une coïncidence qui la rend intéressante.

OBSERVATION IV

HERVIEUX : *Gazette des Hôpitaux*, 1864, n° 8. (Résumée).

Le 10 juillet 1863, une femme accoucha normalement de son deuxième enfant.

Pas d'accident jusqu'au 20 juillet. Le 20 juillet, fétidité de l'écoulement. Injection avec une seringue purgée d'air. Rien ne se produit jusqu'au lendemain, mais la fétidité persistant, on fait une nouvelle injection. Alors, frisson, claquement de dents et perte d'environ 750 grammes de sang. On arrête l'hémorrhagie par l'administration de seigle ergoté.

Le soir, à la suite d'une querelle avec une de ses voisines, la malade entre dans une violente colère, elle est agitée et pousse des cris effrayants. On lui donne de l'opium sans résultat, et à minuit, elle meurt en proie au paroxysme de la fureur.

L'autopsie est faite le 23, trente heures après la mort. Le cadavre est frais.

Le cœur est distendu ; il est ouvert sous l'eau, et il s'en échappe des bulles de gaz très nombreuses à droite ; moins à gauche. Le gaz recueilli montre à l'analyse qu'il est composé de 7 parties d'oxygène, 11 d'acide carbonique et 82 d'azote.

La veine cave inférieure est distendue par du gaz et renferme un sang noirâtre et spumeux.

Il semble bien, dans ce cas, que les mouvements qu'a dû faire la malade n'ont pas été étrangers à l'entrée de l'air qui, là, était nettement en cause, du sang spumeux ayant été trouvé dans la veine cave.

Nous emprunterons encore à May une observation relative à un cas de mort par entrée de l'air dans les veines utérines. Elle n'a pas trait directement à notre sujet, car elle se rapporte, non à une accouchée, mais à une femme en pleine période de menstruation. Néanmoins elle est intéressante, la mort étant survenue à la suite d'efforts de vomissements. Elle montrera que si l'introduction de l'air peut se faire dans les vaisseaux d'un utérus congestionné, il est vrai, mais non gravide, à l'occasion de violents efforts, cet accident pourra encore mieux se produire lorsque ces vaisseaux auront, après l'accouchement, un calibre beaucoup plus considérable.

OBSERVATION V

May : *British médical Journal, 1857.*

Miss H..., 42 ans, constitution faible, bonne santé habituelle, sauf, de temps en temps, crises de vomissements bilieux.

Elle souffrait depuis trois ou quatre jours de ce malaise habituel.

Le 9 mars 1857, au matin, après un vomissement violent, elle eut une syncope. A mon arrivée, je la trouvai couverte de sueurs froides, le visage pâle et anxieux, les lèvres et les mains livides.

Respiration très courte et précipitée. Pouls fréquent, petit et très faible.

Les battements du cœur étaient tumultueux mais je ne pouvais entendre de souffles, ni distinguer les bruits valvulaires ordinaires.

Poumons partout perméables à l'air.

Elle mourut trois heures après le début de son attaque, tranquillement et sans convulsions.

Autopsie vingt heures après la mort, corps encore chaud.

A l'ouverture du thorax, le cœur paraissait dilaté, ceci étant causé par la distension de l'oreillette droite par du sang spumeux; le ventricule droit contenait un petit caillot fibrineux, les autres cavités du cœur étaient vides ; le cœur lui-même était sain. Pas de liquide dans le péricarde.

Poumons sains, mais à la coupe, on en faisait sourdre par la pression du sang spumeux.

Estomac et reins sains.

Foie dilaté contenant du sang mélangé de bulles d'air.

L'utérus avait trois pouces et demi de longueur ; il était très congestionné. Les règles avaient apparu le jour précédent. L'ovaire gauche contenait une vésicule de Graefe rompue.

Il y avait une tumeur fibreuse de la dimension d'un haricot sur la face antérieure de l'utérus, et l'on voyait des sinus, assez largement ouverts pour admettre une plume d'oie, passer de là dans les ligaments larges.

En coupant le ligament large gauche, du sang spumeux s'en échappa et on put suivre la présence de l'air jusqu'au cœur, mais il n'y en avait pas dans la veine fémorale gauche ni dans l'iliaque droite.

Nous venons de voir comment l'air peut s'introduire dans les sinus par le seul fait de l'utérus sans que l'accoucheur ou toute autre personne l'y apporte ou lui en favorise l'accès. Etudions maintenant les cas où l'air pénètre par le fait d'interventions obstétricales ou même de manœuvres criminelles pratiquées en vue de provoquer l'avortement.

C'est au cours d'une exploration de la cavité utérine avec la main, d'une délivrance artificielle, qu'on peut voir se produire l'introduction de l'air dans la circulation. On ouvre largement le vagin et l'air se précipite dans l'utérus avec une rapidité d'autant plus grande que l'occlusion était plus parfaite, et c'est précisément à ce moment-là que les doigts décollent le placenta, ouvrant ainsi largement les sinus. Le sang qui ordinairement afflue dans l'utérus rend heureusement cet accident rare mais non cependant impossible.

Lorsqu'on pratique un tamponnement utérin, on se retrouve encore dans les mêmes conditions, avec ce fait en plus que les sinus n'ont plus devant eux le placenta pour les obturer, et que l'utérus étant, dans le cas où on a recours à cette intervention, le plus souvent en inertie, l'air peut être facilement aspiré.

L'introduction de la gaze ou du coton qui va former le tampon est encore un nouvel élément de danger. Poussé vers le fond de l'utérus par la main de l'opérateur, il va se comporter absolument comme un piston dans un corps de pompe, refoulant devant lui tout l'air qui ne pourra pas s'échapper et le forçant à s'introduire dans les sinus si ceux-ci sont dans des conditions propres à le recevoir.

Mais ce sont surtout les injections intra-utérines qui se prêtent le mieux à l'entrée de l'air. Comme le fait remarquer Kézmarsky (1), beaucoup d'auteurs considèrent le danger qu'elles présentent comme l'objection capitale qu'on leur adresse. Elles sont dangereuses en effet, mais seulement si on n'a pas la précaution de chasser, avant de les pratiquer, l'air que renferme l'appareil destiné à porter le liquide dans l'utérus. Nous en citerons un exemple.

OBSERVATION VI

Mort subite à la suite d'une injection d'eau chlorurée dans le vagin où une hémorrhagie de l'utérus s'était déclarée. —Indices de mort à la suite d'introduction subite de l'air dans les veines.

Dr J. Bessems (d'Anvers). *Ann. de la Soc. de médecine d'Anvers, 1849, V,* in Cormack, Thèse de Paris, 1870. (Résumée).

Une femme de 35 ans, mère de trois enfants, est reçue à l'hôpital de Sainte-Elisabeth, à Anvers, pour une hémorrhagie utérine.

Elle avait avorté à cinq mois, après une secousse morale, trois ou quatre jours auparavant, le 10 octobre 1841. Seule, elle avait tiré sur le cordon et l'avait rompu.

La délivrance avait été impossible, mais aucune hémorrhagie ne se produisant, elle était restée ainsi quatre jours. Une hémorrhagie survint alors, et elle vint à l'hôpital.

A son entrée, elle était un peu pâle, le pouls est rapide et de force moyenne.

(1) Kézmarsky : *Loc. cit.*

Utérus volumineux, col très mou et permettant deux doigts. Le placenta refusant de sortir, on en enlève des fragments. L'hémorrhagie avait presque cessé.

Le lendemain, 15, amélioration. Plus de sang. Pouls calme et ferme.

Le placenta ne pouvant être retiré, injections chlorurées qui furent faites le matin, à midi et le soir avec une sonde en gomme placée dans la matrice, et jointe à une seringue purgée d'air. Peu de changement le 15 : on continue.

Dans la nuit du 16 au 17, à quatre heures du matin, hémorrhagie considérable ; à huit heures du matin, elle avait cessé, mais la malade est pâle, le pouls plus faible et plus rapide.

Le placenta s'engage un peu dans le col : on en retire quelques fragments et on continue les injections chlorurées. La malade qui était couchée se leva subitement sur son séant, les bras étendus, en s'écriant qu'elle étouffait. Elle jeta la tête en arrière, le figure devint livide, les yeux tournèrent convulsivement et l'expression devint fixe. La respiration devint incertaine et de moins en moins forte, le corps s'affaissa, le pouls disparut, et malgré les remèdes contre la syncope, en trois minutes à partir de l'injection, la malade était morte.

Autopsie vingt-huit heures après la mort. — Corps raide et sans trace de putréfaction. Rien dans le péritoine ni dans les viscères abdominaux.

Matrice du volume du poing, sans inflammation ni suppuration. Placenta comme un œuf de poule, en partie détaché, et en partie adhérent.

Veine cave inférieure très distendue et renfermant dans sa portion abdominale plusieurs grosses bulles d'air.

Plèvres, poumons, péricarde en bon état.

Cœur droit distendu et présentant une élasticité particulière. Il est ouvert sous l'eau et beaucoup de sang mélangé de gaz s'en échappe.

L'encéphale ne présentait aucune apparence morbide.

Dans cette observation, l'entrée de l'air pendant l'injection semble faire peu de doute. La seringue aurait été purgée auparavant de l'air qu'elle contenait, mais en a-t-il été de même de la sonde qui communiquait avec elle ? On ne le dit pas. Comme on a pu le remarquer, rien ne s'est produit tant que le placenta a adhéré à l'utérus ; ce n'est que lorsqu'il s'est engagé dans le col, c'est-à-dire quand il a subi un commencement de décollement et par suite laissé des sinus ouverts, que l'accident est survenu.

Ce cas n'est pas le seul qui se soit produit dans des circonstances analogues. Nous en publierons un, entre autres, dans le chapitre suivant. Le résultat n'a pas eu les tristes suites de celui-ci, mais il a eu, comme on le verra, à peu de choses près la même étiologie.

Ce n'est pas seulement durant un accouchement ou après celui-ci qu'on a vu se produire des accidents par entrée d'air. Ils peuvent survenir bien avant, même pendant les premiers mois de la grossesse. Nous avons vu du reste, en étudiant la circulation de l'utérus, que de bonne heure les vaisseaux de ce dernier prennent un développement suffisant pour les expliquer.

Il arrive parfois qu'on est conduit, dans le cas de vomissements incoercibles, de placenta prævia, de rétrécissements du bassin, de tumeurs utérines, à provoquer prématurément l'accouchement ou même l'avortement. Dans les interventions auxquels on a recours, on s'entoure de toutes les précautions possibles, et l'on opère ordinairement en toute sécurité.

Néanmoins, on n'a pas toujours pu prévoir et l'on voit au moment où on s'y attend le moins, des accidents redoutables se terminant souvent par la mort. On croit à un choc utérin, à une syncope, et l'on est tout surpris, lorsqu'on fait l'autopsie, que l'entrée de l'air a été la cause de tout le mal.

Loin de nous l'intention de dire que le choc utérin n'existe pas, on a observé des cas absolument probants ; mais nous voulons montrer que lorsqu'on voit mourir subitement une femme, il ne faut pas songer uniquement à un réflexe, mais rechercher si la cause de la mort n'est pas celle que nous indiquons. De plus, lorsqu'on aura l'attention attirée sur ce point, on pourra agir de telle façon que le danger de l'entrée de l'air dans les veines utérines puisse être écarté.

On provoque ordinairement l'accouchement provoqué en décollant les membranes de l'œuf. Une sonde en gomme est introduite dans l'orifice utérin et enfoncée ensuite de quelques centimètres : quelques-uns la laissent alors à demeure, jusqu'à l'apparition des douleurs, d'autres la retirent immédiatement.

Il peut très bien arriver alors que la sonde arrive en face d'un sinus et que, pour une cause ou pour une autre, l'air pénètre, soit par la sonde, soit par ses côtés.

Nous verrons, en parlant des avortements criminels, que dans des cas où cette méthode a été employée, l'entrée de l'air s'est parfaitement produite et a causé la mort.

Un autre moyen qu'on emploie quelquefois pour provoquer l'accouchement prématuré consiste à introduire dans le col utérin, après dilatation préalable, un petit ballon de Tarnier ou un ballon de Barnes. Le ballon mis en place peut être gonflé soit avec de l'eau, soit avec de l'air. Si c'est à l'air qu'on a eu recours pour obtenir ce résultat, et si le ballon vient accidentellement à se rompre, on conçoit facilement que l'air pourra s'introduire entre l'utérus et les membranes de l'œuf qui ordinairement subissent de bonne heure un commencement de décollement, et s'introduire dans des veines ouvertes. Nous citerons, en étudiant la symptomatologie, un fait de ce genre qui montrera la possibilité de l'accident dans ce cas.

On a recours, parfois aussi, pour déterminer le travail prématuré, à des douches chaudes sur le col. On se sert ordinairement pour cela de récipients mis en communication avec une canule à injections vaginales au moyen d'un tube de caoutchouc. Si l'on a pris soin, au préalable, de purger la canule de l'air qu'elle contient, il y a peu de chances pour qu'un accident venant de ce fait se produise, mais souvent on néglige par oubli de prendre cette précaution, et la malade court un réel danger.

C'est sans doute ce qui a dû arriver dans le cas que rapporte Depaul (1). Il s'agit d'une femme chez laquelle on employa les douches pour déterminer un travail prématuré. Un bruit de gargouillement se fit entendre, et la femme mourut subitement. En pratiquant, *post mortem*, l'opération césarienne, de l'air s'échappe de l'utérus; le tissu utérin était d'un rouge brillant et le sang était spumeux.

Depaul ne dit pas s'il a examiné la veine cave inférieure et le cœur, mais il est bien d'avis que l'air a pénétré entre l'œuf et les parois utérines pendant l'inspiration, et, dans un moment de repos de l'organe, qu'emprisonné par l'application de la tête à l'orifice du col pendant les contractions, il a cheminé dans les sinus et de là dans le système veineux général.

(1) DEPAUL : *Bull. de la Soc. de chirurgie de Paris*, juillet 1860.

Un cas peu commun, c'est celui de Scanzoni (1), dans lequel la mort survint à la suite d'introduction d'acide carbonique dans le col d'une femme enceinte. L'autopsie révéla la présence du gaz dans la circulation. Nous reviendrons du reste sur ce cas dans le chapitre qui suit.

Ce n'est pas seulement l'accoucheur que regarde la question de l'entrée de l'air dans les sinus utérins, elle intéresse aussi le médecin légiste.

Nous avons vu précédemment que l'accoucheur peut être amené à provoquer l'avortement, dans le cas, par exemple, de vomissements incoercibles de la grossesse, et cela dès les premiers mois, lorsqu'il a épuisé en vain toutes les ressources de la thérapeutique.

Mais, à côté de lui, il est des gens qui, sans appartenir a la médecine, pratiquent, eux aussi, des manœuvres en vue de provoquer l'avortement, et cela dans un but inavouable. Ils sont malheureusement nombreux et leur clientèle est abondante. Des femmes voulant échapper aux conséquences d'une faute ou se soustraire aux obligations de la maternité, après avoir essayé tous les breuvages plus ou moins renommés, vont se remettre aux mains de gens sans honneur qui, en vue du lucre, n'hésitent pas à opérer chirurgicalement.

Il est inutile de mentionner ici tous les procédés employés en pareil cas : on en trouve la liste dans tous les traités de médecine légale.

L'introduction dans le col utérin d'objets les plus divers, mais ordinairement rigides, minces et effilés tels qu'aiguilles à tricoter, tiges de bois, d'os, de baleine, agissent

(1) *Arch. für gynaekologie*, 1878.

en perforant les membranes de l'œuf, ordinairement sans les décoller, et exposent peu par conséquent à l'introduction de l'air dans les veines, aussi nous ne nous en occuperons pas. Leur danger ne vient que de leur septicité ou des perforations utérines qu'elles font parfois.

Il est d'autres interventions, faites celles-ci par des mains ordinairement exercées et consistant dans le décollement des membranes. C'est en un mot la méthode dont nous avons parlé précédemment, la méthode qu'emploient les accoucheurs pour provoquer le travail prématuré.

Cette méthode est connue des avorteurs et avorteuses, mais comment l'emploient-ils ? Ils ont recours à une sonde qu'ils introduisent, souvent très adroitement, dans le col utérin et la poussent pour décoller les membranes de l'œuf, quelquefois ils se contentent d'une simple canule. Cela fait, pour aller plus vite en besogne, car ils sont ordinairement pressés, et être plus certains du résultat, ils font passer un liquide plus ou moins irritant dans leur canule mise en communication avec un simple injecteur fonctionnant tant bien que mal. Les tuyaux sont ordinairement remplis d'air et le liquide qui passe l'emporte avec lui et le fait pénétrer sous pression dans l'utérus.

C'est peut-être ainsi que se sont passées les choses dans un cas que cite Dalton (1). On s'était servi d'une sonde de gutta-percha pour rompre les membranes et provoquer l'avortement. La malade tomba et mourut. On trouva de l'air dans les veines et dans le cœur. Le chirurgien crut que cet air avait été insufflé à travers la sonde pour produire l'avortement désiré.

(1) DALTON : *Amer. med. Monthly*, June, 1860, in *Encyclopédie internationale de chirurgie*, 1884, t. III, p. 371.

F. W. Draper a rapporté l'observation d'un cas de mort survenue au cours de manœuvres abortives. Elle ne donne aucun détail sur la façon dont ces manœuvres furent pratiquées, mais elle montre que la mort fut causée par l'entrée de l'air dans les veines de l'utérus.

OBSERVATION VII

F.-W. Draper : *The Boston medical and surgical Journal*, vol. C VII, 1883, in Marsais, thèse de Lyon, 1890. (Résumée).

Léontine R...-J..., âgée de vingt-un ans, célibataire, jouissait d'une bonne santé quand elle mourut subitement chez un médecin, dans l'après-midi du 26 octobre 1881, à la suite des circonstances suivantes :

Elle était enceinte de sept ou huit mois, quand elle se rendit chez son médecin, en disant que ce dernier allait faire quelque chose. On ne sait au juste ce qui se passa. Le médecin raconta avoir simplement pratiqué un toucher vaginal qui lui avait révélé un col encore fermé, et s'être assis ensuite à côté de la malade. Après être restée assise environ quinze minutes, elle jeta subitement ses mains autour de sa tête et s'affaissa en poussant un soupir prolongé. Elle eut alors une convulsion avec un peu d'écume à la bouche, et perdit connaissance. A ce moment, il ne voulut pas l'examiner, mais il déclara qu'il lui avait posé quelques questions. Ce fut peine inutile. Dès lors, il songea à la rappeler à la vie en lui administrant divers traitements ; finalement, il voulut faire la respiration artificielle avec l'aide d'un autre docteur qu'il avait appelé, mais qui trouva la jeune fille morte à son arrivée.

L'autopsie fut faite dix-huit heures après, le temps étant frais et le cadavre ayant été placé dans une chambre froide, sur une table de marbre. Après la mort, la rigidité cadavérique fut très marquée : il y eut aussi des traces de lividité cadavérique sur certaines parties. Ni odeur, ni autre signe de décomposition, soit à l'extérieur, soit à l'intérieur, d'ailleurs les parties les plus profondes de l'abdomen retenaient encore quelque peu de chaleur.

Tout autour de la fourchette, sur le périnée, le long et de chaque côté du périnée, sur les vêtements en rapport immédiat avec ces parties, il y avait des taches de sang.

La première incision pratiquée le long et en avant du sternum fit jaillir des bulles de sang à l'ouverture des vaisseaux divisés. Quand le sternum fut enlevé, le péricarde apparut très saillant, les bords des poumons étant complètement rétractés à la partie antérieure.

Les cavités du cœur droit étaient énormément distendues ; au toucher elles donnaient une sensation d'élasticité difficile à décrire, et à une pression un peu forte, on obtenait une légère sensation de crépitation.

Quand on fit une petite ponction dans la partie antérieure du ventricule droit, l'air s'échappa d'un jet et sans aucune odeur appréciable. Les parois de l'oreillette et du ventricule s'étant affaissées, les bulles de sang s'échappaient sous l'influence de la pression extérieure la plus légère. Le ventricule gauche était fortement rétracté et vide. Les veines superficielles du cœur contenaient des colonnes interrompues d'air et de sang. Le volume et la structure du cœur étaient normaux et apportaient ainsi une dénégation énergique à la théorie du médecin qui voulait que sa patiente ait succombé à une maladie de cœur.

Le sang était noir et fluide.

Les poumons étaient le siège d'une hyperémie portant plus spécialement sur leurs parties postérieure et inférieure. Aucune trace d'ecchymoses sous-pleurales.

La muqueuse bronchique était injectée.

Les reins étaient aussi injectés ; mais à part cela, ils ne présentaient rien d'anormal.

Le foie était sain ; des bulles d'air s'échappaient de ses vaisseaux divisés par une ou plusieurs coupes.

Les veines mésentériques contenaient de l'air en abondance.

La veine cave inférieure contenait très peu de sang, mais paraissait, à la vue et au toucher, ne renfermer que de l'air ou à peu près.

Le cerveau et ses membranes ne présentaient rien de remarquable, à part la présence de l'air dans les veines méningées et dans la veine de Gallien.

Il arrive parfois, et c'est en effet le cas dans l'observation qu'on vient de lire, que des femmes succombent entre les mains de celui qui s'est livré sur elles à des manœuvres abortives. Celui-ci nie ordinairement, mettant la mort de sa victime sur le compte d'une maladie organique. C'est alors qu'on vient demander au médecin légiste quelle a été la cause de la mort, et, s'il y a eu réellement manœuvres abortives, de quelle façon la mort est survenue.

Si cette mort a été entraînée par l'introduction de l'air dans la circulation même sans que les manœuvres aient été suffisantes pour laisser des traces appréciables, l'examen du système veineux pourra montrer qu'il y a eu crime. Aussi, l'expert devra-t-il, dans une affaire d'avortement, et même dans toute autopsie de femme morte subitement, songer à l'introduction possible de l'air dans les sinus utérins, et examiner soigneusement le système veineux.

S'il trouve du sang spumeux dans ce dernier, il pourra affirmer que l'entrée de l'air dans les veines a été la cause réelle de la mort, et repousser la prétention qu'une maladie organique aurait pu la provoquer.

Il y a quelque temps, un cas de ce genre se présentait

à Lyon. Une femme enceinte de quelques mois était morte subitement chez une accoucheuse. La rapidité de cette mort et les circonstances au milieu desquelles elle était survenue éveillèrent les soupçons de la justice qui ordonna une enquête. M. le professeur Lacassagne fut nommé aux fins d'autopsie, et il résulta de ses recherches que la mort avait été causée par l'introduction de l'air dans les veines : le cœur droit était en effet rempli de sang spumeux. Mais on avait trouvé également des lésions d'endocardite, et lorsque l'affaire vint devant les Assises, la défense éleva des doutes sur la cause de la mort, insinuant que celle-ci pouvait bien être due à la maladie de cœur de la victime. La présence de l'air dans le cœur devait suffire; elle suffit à l'auditoire médical qui assistait aux débats, mais le jury pencha pour la maladie de cœur et l'accusée fut acquittée.

M. le professeur Lacassagne a bien voulu nous autoriser à publier son rapport qui est fort intéressant. On le trouvera à la fin de notre travail.

Nous venons de voir quels sont les cas les plus fréquents dans lesquels l'air pénètre dans les sinus utérins, soit au cours de l'accouchement à terme ou prématuré, soit au cours de manœuvres criminelles faites en vue de provoquer l'avortement.

Il nous reste à mentionner les causes qui, après introduction de l'air, favorisent l'éclosion des accidents, ou plutôt les rendent plus graves et plus rapides. C'est tout d'abord l'hémorrhagie. Celle-ci, indépendamment de l'affaiblissement qu'elle occasionne et qui enlève à la malade tous ses moyens de résistance, favorise essentiellement la pénétration de l'air dans les vaisseaux. C'est ce que Amussat à démontré par des expériences sur les animaux, et Mordret (1), se basant également sur l'expérimentation, dit que la mort par injection d'air est d'autant plus rapide que le système circulatoire est plus désempli.

L'inertie utérine secondaire qui est la cause la plus fréquente des hémorrhagies après la délivrance, agit donc de deux façons : en provoquant l'anémie et en permettant à l'air de pénétrer dans des sinus béants.

Un état général défectueux, des lésions cardiaques, pulmonaires, seront autant d'autres causes venant encore augmenter les dangers de la présence de l'air dans le système circulatoire.

(1) MORDRET : *De la mort subite dans l'état puerpéral* in *Mémoires de l'Académie de médecine*, 1858, t. XXII.

CHAPITRE IV

Symptomatologie et marche des accidents

La pénétration de l'air dans les sinus utérins ne se manifeste pas invariablement par le même ensemble de symptômes. La plupart du temps, on les retrouve bien, sinon tous, du moins la plupart d'entre eux, mais ils varient souvent soit dans leur intensité, soit dans leur ordre de succession, si bien que les cas observés ne se présentent pas toujours sous le même aspect, et revêtent des physionomies différentes.

C'est ainsi que lorsque la mort survient par suite de cet accident, elle n'est pas toujours foudroyante ou même rapide comme on a l'habitude de le croire. Des cas ont été observés dans lesquels plusieurs heures s'étaient écoulées avant la cessation complète de la vie. La mort même n'a pas toujours été le dénouement fatal de l'introduction de l'air dans les veines utérines, et nous citerons deux cas de ce genre qui se sont terminés par la guérison.

Nous étudierons donc les symptômes dans les trois sortes de cas qui peuvent se présenter :

1° Cas suivis de mort immédiate ;

2° Cas suivis de mort non immédiate ;

3° Cas suivis de guérison.

1° CAS SUIVIS DE MORT IMMÉDIATE. — Le premier signe qui attire quelquefois l'attention sur l'entrée de l'air dans les sinus utérins, c'est un bruit particulier qui a été comparé à un sifflement, à un glou-glou, à un reniflement prolongé; les Anglais l'appellent *gurgling, hissing, bubling sound.* Il est dû au passage de l'air s'introduisant d'une cavité large dans un conduit plus étroit. Mais pour qu'il soit perçu, il est nécessaire que ce passage s'effectue avec une assez grande vitesse, aussi est-il facile de comprendre que dans les cas où l'air s'introduit lentement, ce bruit fasse totalement défaut.

La femme peut être alors comme sidérée, elle a quelques convulsions et meurt. Quelquefois, elle se lève brusquement sur son séant, en s'écriant : « Je meurs » ou « je me sens mal ! » Elle a souvent, en effet, le sentiment d'une mort imminente. Son visage exprime l'anxiété, la terreur ; elle est pâle, livide, et parfois on voit sortir de l'écume de ses lèvres. Puis elle retombe sur son lit, les yeux convulsés, avec une difficulté subite de la respiration. Le pouls est imperceptible, le cœur se perçoit à peine à la palpation, et si on l'ausculte, on peut quelquefois entendre un bruit de glou-glou, de gargouillement, un bruit hydroaérique en un mot. On observe encore quelques convulsions, souvent une simple agitation, des évacuations du côté de la vessie et du rectum, et la mort survient.

Tous ces phénomènes se succèdent ordinairement avec la plus grande rapidité, en quelques minutes, parfois même en quelques secondes.

Nous venons de faire en quelques lignes le tableau clinique de la mort par entrée de l'air dans les sinus utérins. Les choses se passent, on le conçoit, absolument de même lorsque l'air, au lieu de pénétrer dans la circulation par les veines utérines, le fait par un autre point quelconque du système veineux. M. Couty (1), dans un travail fort intéressant sur l'entrée de l'air dans les veines en général, relate les expériences qu'il a faites sur les animaux, et décrit les symptômes qu'il a observés, symptômes non pas cliniques, mais physiologiques, si l'on peut s'exprimer ainsi. Nous les résumerons ici, mettant de la sorte en face l'une de l'autre la clinique et l'expérimentation. Toutes deux se contrôleront mutuellement et rendront notre exposé plus précis.

M. Couty divise les symptômes de l'entrée de l'air dans les veines en quatre périodes, suivant que les accidents sont mortels ou bornés aux trois premières, et ajoute que la marche est toujours la même, constante, nécessaire :

1re période. — Diminution de l'ondée aortique, accélération cardiaque.

2e période. — Chute de la tension plus considérable, accélération respiratoire, syncope avec chute, cri, pâleur, etc.

3e période. — Ondée aortique nulle ou à peu près, con-

(1) Couty : *Etude expérimentale sur l'entrée de l'air dans les veines.* Thèse de Paris, 1875.

tracture des muscles striés et lisses, convulsions et évacuations par anémie cérébrale; puis anémie bulbaire et respiration rare, apoplectique.

4° période. — Tension nulle, mort du cerveau, puis arrêt respiratoire, en dernier lieu arrêt cardiaque.

Tous les troubles généraux sont dûs à la diminution ou à l'arrêt de l'ondée aortique, trouble primitif et constant; ils n'ont rien de spécial à l'entrée de l'air, ce sont les symptômes de l'arrêt circulatoire.

2° Cas suivis de mort non immédiate. — Les symptômes que nous avons décrits plus haut sont classiques, ils ont été observés par de nombreux chirurgiens, ils aboutissent à une mort rapide sur les causes de laquelle on ne discute pas, l'autopsie venant lever les doutes lorsqu'on en a, en montrant l'existence de gaz mélangés au sang contenu dans le cœur droit. Aussi, lorsqu'on apporte des cas dans lesquels la cause n'est plus immédiatement suivie de l'effet, quand la mort suit l'introduction de l'air dans les veines à une distance d'une demi-heure, d'une heure, de plusieurs heures même, rencontre-t-on beaucoup d'incrédules. Nous essaierons cependant de démontrer que le fait, si étonnant qu'il paraisse, n'en existe pas moins.

Dans ces cas de mort survenant plus ou moins lentement, disons de suite que les symptômes sont beaucoup moins accentués que dans ceux décrits précédemment. Ils peuvent leur ressembler en ce sens qu'au moment où ils apparaissent, on croit que la mort va brusquement survenir, mais insensiblement une amélioration se produit et l'on reprend quelque espoir, quand au bout d'un temps plus ou moins long, les accidents reparaissent et emportent définitivement la malade.

Ordinairement, les symptômes ne se montrent pas d'une façon aussi brusque. La malade se plaint seulement d'un malaise général, d'une grande oppression et sa faiblesse est extrême. Le visage est pâle et exprime l'anxiété. Il peut y avoir perte plus ou moins complète de connaissance. Souvent, on observe de l'agitation, le corps ne pouvant rester en place. Le pouls est faible et ralenti, les bruits du cœur sont sourds, lointains, la respiration courte et précipitée. Cet état de choses peut avoir une durée variable qui peut même atteindre plusieurs heures, puis la mort survient.

Ce tableau est, on le voit, bien différent du premier, les symptômes sont atténués et aboutissent à une mort survenant lentement, sans fracas. C'est surtout ce dernier point, la façon dont la mort survient, que l'on critique le plus, et qui fait dire que, dans des cas de ce genre, la cause des accidents n'est pas due à l'entrée de l'air dans les sinus utérins.

Cependant, parmi les cas de mort par entrée de l'air dans les veines en général, on en trouve dans lesquels la mort n'est survenue que lentement. Bien que nous ne voulions nous occuper que des cas intéressant les sinus utérins, nous croyons utile cependant de relater un fait dans lequel l'air pénétra dans les veines cervicales au cours d'une trachéotomie, et amena la mort au bout de plusieurs heures.

Ce cas est rapporté par M. Cassaet (1). Il s'agissait d'un

(1) Cassaet : *Journ. de méd. de Bordeaux*, nov. 1889.

homme auquel on pratiquait la trachéotomie, lorsqu'un sifflement caractéristique et l'apparition de petites bulles gazeuses indiquèrent que l'air s'était introduit dans les veines. Le vaisseau fut aussitôt lié sans que le malade parût se ressentir de l'accident. Le cœur ayant été ausculté, on entendit, dans une zone d'un diamètre de dix centimètres, dont le centre correspondait au foyer tricuspidien, un bruit hydro-aérique de gargouillement à timbre métallique très prononcé et synchrone à la systole. Pendant quelques minutes, les bulles devinrent plus nombreuses et plus grosses, puis diminuèrent et disparurent au bout de vingt-cinq minutes. L'opération interrompue fut terminée, et malgré une amélioration momentanée, le malade succombait brusquement trois heures plus tard.

Fischer (1) a réuni vingt-sept observations d'entrée de l'air dans différentes grosses veines. La guérison a eu lieu dans la moitié des cas. La mort est survenue le plus souvent immédiatement, mais parfois seulement au bout de trois à treize heures. Dans la plupart de ces cas, l'autopsie a montré la présence de l'air dans la circulation veineuse.

Dans la discussion qui avait suivi la présentation de ces cas de Fischer, Bischoff après avoir dit que, dans la pratique obstétricale, l'entrée de l'air dans les veines n'est pas un événement très rare, affirma en avoir observé deux exemples ; dans l'un d'eux, l'accouchée succomba après l'accident.

En 1850, M. Berry, de Birmingham, soignait une

(1) *Volkmanns Sammlung Klinischer Vortrage*, n° 113.

primipare de 22 ans. Il y avait peu d'hémorrhagie, et l'accouchée eut l'air de bien aller pendant six heures. A ce moment, elle présenta de la difficulté pour respirer, de la faiblesse, et expira en moins d'une heure. On trouva de l'air dans le cœur, les veines utérines étaient béantes (1).

Durant notre séjour à la maternité départementale de Grenoble, nous avons été témoin d'un cas dans lequel la mort survint au milieu de circonstances telles qu'on put, sinon affirmer l'entrée de l'air dans les sinus utérins, du moins avoir de fortes présomptions pour le croire.

OBSERVATION VIII

Inertie utérine secondaire. — Hémorrhagie légère — Mort en trois heures. — Air dans les cavités du cœur.

Personnelle. — Recueillie dans le service de M. le professeur Gallois.

L..., Marguerite, âgée de 25 ans, domestique, entre à la maternité le 20 janvier 1895.

Bonne santé. Constitution robuste.

Primipare. Dernières règles à la fin d'avril 1894.

Ventre de volume moyen. Bassin normal. Pas d'albumine dans les urines. Position O I D P.

Début des douleurs le 28 janvier à minuit.

Lavage extérieur et injections à la microcidine.

Dilatation comme cinq francs le 29 janvier à 3 heures du matin.

Rupture spontanée de la poche des eaux à 3 heures et demie du matin.

Dégagement manuel de la tête et accouchement le 29 janvier 1895 à 4 heures 20 du matin, d'un enfant de 3 kil. 350 gr.

(1) May : *Brit. med. Journal*, 1857.

Immédiatement après l'expulsion du fœtus, une hémorrhagie se produit. On pratique la délivrance artificielle ; le placenta adhère assez fortement, mais vient cependant.

Injections utérines chaudes à la microcidine.

L'utérus ne se contracte que très difficilement et par intermittences. La main introduite de nouveau ramène deux cotylédons, ainsi que quelques débris de membranes.

Il était alors neuf heures du matin. La malade est très pâle. On la place la tête basse et les membres inférieurs relevés.

Bien que l'hémorrhagie ait été peu considérable, pour assurer complètement l'hémostase, M. Gallois pratique un tamponnement utérin avec de la gaze stérilisée qu'il bourre de la main gauche, en se servant, comme conducteur, de la main droite introduite dans l'utérus. Au moment où M. Gallois avait introduit sa main droite dans l'utérus, on avait nettement perçu le bruit de l'air s'engouffrant dans celui-ci.

L'état de l'accouchée est assez satisfaisant, elle se trouve bien et a toute sa connaissance. Cependant le pouls fait défaut à la radiale, mais il se perçoit encore facilement à la fémorale. Les bruits du cœur sont bien frappés et ont leur rythme normal.

On fait des injections de sérum artificiel, 200 grammes environ, dans le tissu cellulaire de la cuisse. Le pouls continue néanmoins à diminuer et l'accouchée manifeste quelque agitation.

On vérifie le bon état de l'hémostase en retirant quelques tampons : on constate que le tamponnement a parfaitement rempli son rôle et que l'hémorrhagie est entièrement arrêtée.

Néanmoins, le pouls fémoral et les bruits du cœur se perçoivent de moins en moins, et la mort survient insensiblement à 11 heures 30 du matin.

Autopsie. — L'autopsie est pratiquée le 30 janvier, à 8 heures du matin, c'est-à-dire 21 heures après la mort, par une température de 10° au-dessous de zéro.

Aucun signe de putréfaction. On constate l'absence du sang dans la cavité péritonéale, ainsi que l'intégrité parfaite de l'utérus : aucune trace de perforation. A l'intérieur le tampon avait bien rempli son rôle ; il était du reste à peine rougi à sa superficie.

On pratique une ligature du cœur à sa base et on sectionne au-dessus de la ligature. Par mégarde, on ouvre, en faisant cette section, l'oreillette gauche. On ouvre les cavités du cœur sous l'eau : des bulles d'air s'en échappent, principalement du côté droit. Celles des cavités gauches sont peu nombreuses, et peuvent du reste s'expliquer par l'ouverture intempestive de l'oreillette gauche.

Dans le cas que nous venons d'exposer, on pourra nous objecter que l'autopsie n'a pas donné, à part la présence des bulles d'air dans le cœur, des preuves réellement évidentes d'entrée d'air dans la circulation veineuse. Les principaux vaisseaux veineux et les organes splanchniques, à part le cœur, n'ont pas été examinés, mais si l'on veut bien examiner les circonstances dans lesquelles la mort s'est produite, on verra qu'il est difficile de trouver à celle-ci une autre cause que l'entrée de l'air dans les veines.

Une hémorrhagie s'est déclarée immédiatement après la délivrance, mais elle n'a pas été assez abondante pour amener la mort. Il n'y a pas à invoquer la possibilité d'une hémorrhagie interne, l'autopsie ayant montré la parfaite intégrité de l'utérus.

Le choc utérin aura pu être, nous dira-t-on, la cause de la mort. Mais il ne s'est nullement manifesté pendant les interventions qui se sont du reste, bornées à une délivrance artificielle et à un tamponnement utérin. De plus, comment expliquer que le choc, s'il a existé, ait pu produire la mort à trois heures de distance, l'accouchée ayant, durant tout ce temps, conservé sa connaissance, répondant toujours aux questions qu'on lui posait.

Quant à l'existence de gaz dans les cavités cardiaques, on pourra la mettre sur le compte de la décomposition cadavérique ou du dégagement de ceux qui sont en dissolution dans le sang, mais cela est peu admissible, l'autopsie ayant été faite vingt et une heures après la mort et par une matinée des plus froides de la saison.

On peut objecter encore que les vaisseaux peuvent renfermer de l'air après la mort et qu'il n'est pas impossible que cet air puisse passer de là dans le cœur, mais nous répondrons que ce fait, s'il existe, doit être bien rare, car d'après May (1), le Dr Cless (de Stuttgard) a examiné 1.200 cadavres sans trouver de l'air dans le cœur.

Cormack, dans sa thèse, rapporte l'observation fort intéressante d'un cas de mort subite après l'accouchement. Les conditions étiologiques de l'entrée de l'air n'apparaissent pas nettement, comme dans beaucoup de cas du reste, mais le temps qu'ont duré les accidents, l'autopsie qui a montré la présence de l'air dans les vaisseaux, marquent à cette observation une place à côté de celle que nous avons citée plus haut, c'est pourquoi nous la rapportons à notre tour.

OBSERVATION IX

Mort subite après un accouchement naturel.
Air dans les veines.

Docteur Lionnet (de Corbeil). in Cormack, thèse déjà citée et *Journal de chirurgie*, 1845, t. III, p. 234.

Une dame de 27 ans, de taille ordinaire, grasse, fraîche et bien portante, mais très impressionnable et sujette à des attaques d'hystérie, éprouve au huitième mois de sa grossesse une frayeur

(1) May : *Brit. med. Journal*, 1857.

très vive à la suite de laquelle une aphonie se déclare. Saignée, sinapisme à la région cervico-dorsale. La parole est recouvrée. La grossesse continue sa marche normale. Les mouvements de l'enfant se firent sentir jusqu'à l'apparition des douleurs qui se déclarèrent vingt-trois jours après. La sage-femme remarqua seulement qu'elle était plus pâle et plus faible que d'habitude.

Il fallut la porter sur son lit (elle était cependant sortie la veille à pied). La dilatation du col étant peu considérable, la sage-femme crut pouvoir s'absenter quelques instants. Revenue à peu près au bout d'une demi-heure, elle trouva, dit-elle, la tête à la vulve, et l'enfant, pourtant bien constitué, arriva mort. Le délivre suivit de près, la matrice se contracta convenablement, mais les forces ne revinrent pas. La sage-femme, lauréat de la Maternité, ayant épuisé ses ressources, me fit demander.

Je ne la vis que trois heures après la délivrance. Elle était d'une pâleur extrême, faisait à chaque instant des efforts de vomissements et respirait avec difficulté.

On me raconta les circonstances de l'accouchement, et on m'affirma qu'il n'y avait pas eu d'hémorrhagie. Doutant encore, je me fis présenter les linges qui ne me parurent pas imbibés d'une manière insolite. La matrice formait un ovoïde qui soulevait la paroi abdominale. La vulve laissait échapper un petit suintement séreux.

J'introduisis ma main dans la cavité de la matrice : elle contenait peu de caillots et craignant une rupture, je fis une injection froide. Je fis retirer les oreillers, afin de mettre la malade sur un plan horizontal, et je comprimai l'aorte, non seulement pour arrêter l'hémorrhagie, en supposant qu'elle eût lieu par une rupture, mais surtout pour favoriser l'afflux du sang vers le cerveau et le cœur dont les battements étaient irréguliers. On plongea les mains dans l'eau chaude sinapisée ; on administra des boissons cordiales, une boisson stimulante éthérée. On fit extérieurement usage des frictions chaudes et de l'ammoniaque : la malade se plaignait toujours d'étouffer : « De l'air, disait-elle, ou je vais mourir. »

Témoin de cette agonie pendant une heure, je fis appeler le docteur Petit père, qui renouvela l'exploration de la matrice, et la malheureuse femme expira dans nos mains après deux heures de soins continus, cinq heures après la délivrance, sans avoir éprouvé d'autre soulagement que l'impression agréable du courant d'air qu'on établissait sur son visage par la ventilation.

L'enfant était de force moyenne, bien conformé. Ses membres étaient contractés et rigides comme s'ils avaient été convulsés, et cette contracture existait encore huit à dix heures après son expulsion.

L'autopsie fut faite environ trente heures après la mort, par une température de 12° à 14° par MM. Petit, père et fils, Surbled et moi.

Le cadavre était blanc jaunâtre comme de la cire, les intestins et l'estomac distendus par les gaz, la muqueuse pâle et parfaitement saine.

La matrice, légèrement ecchymosée sur les côtés, ne contenait pas de caillots et n'offrait aucune trace de déchirure : de l'eau introduite dans sa cavité ne s'échappa pas, quoique fortement comprimée. La surface où s'insérait le placenta était veloutée et sillonnée d'une grande quantité de veines sineuses sans apparence d'ouverture.

La veine cave parut énorme, d'aspect ardoisé, mais ayant été lésée par le scalpel quand on retira la matrice, il fut impossible de s'assurer de la nature de son contenu. Toutefois, dans la supposition qu'elle aurait pu contenir de l'air introduit par les sinus utérins, des investigations furent dirigées dans ce sens, et après avoir constaté qu'il n'y avait rien dans la poitrine, le cœur fut examiné avec beaucoup de précautions et on trouva quelques bulles d'air mélangées au peu de sang que contenaient les ventricules. Elles étaient plus abondantes à droite qu'à gauche.

On admit donc que la mort était le résultat de l'introduction de l'air dans les veines par la matrice, sans discussion sur le mécanisme, et deux de nos confrères se retirèrent.

Je continuai les recherches avec M. Petit père, et le crâne

ayant été enlevé circulairement, l'arachnoïde nous parut soulevée par de petites plaques transparentes que nous reconnûmes pour des bulles d'air qui se laissaient facilement déplacer par la pression. Les membranes et les vaisseaux étaient peu colorés et nous fûmes très étonnés de voir, dans plusieurs des veines qui rampent entre les circonvolutions du cerveau, de petites colonnes d'air séparées par d'autres de sang rosé. En les poussant avec le doigt, on réunissait ces petites colonnes de manière à donner aux veines l'aspect de fragments de vermicelle longs de plusieurs centimètres. La même disposition fut reconnue dans quelques veines de la base du cerveau.

Nous n'avons pas eu la pensée d'examiner les veines des membres.

Nous avons vu, dans le chapitre précédent, le cas de Scanzoni que rapporte Kézmarsky, dans lequel une femme enceinte mourut à la suite d'une injection d'acide carbonique dans le col, après avoir présenté de la respiration stertoreuse et des convulsions. La mort ne survint qu'une heure et demie après l'injection.

May (1) cite une observation du docteur Smith, intéressante par le moment où l'autopsie a été faite. La présence de gaz dans le cœur de l'accouchée, le soir même de sa mort, montre bien que ceux-ci ne peuvent toujours être attribués à la décomposition cadavérique.

OBSERVATION X

Mort après un accouchement. — Autopsie quelques heures seulement après la mort. — Air dans le cœur droit.

MAY : *British medical Journal,* 1875.

Mistress T..., âgée de 38 à 40 ans, était accouchée de son sixième enfant, le 7 mai 1852, à huit heures du matin, et

(1) MAY ; *Brit. med. Journal*, 1857.

l'accoucheur la quittait bientôt après, en très bon état d'après lui.

Cependant comme elle avait des tranchées utérines violentes, il lui envoya une potion opiacée.

M. Smith fut rappelé à deux heures de l'après-midi. Lorsqu'il arriva, la malade venait d'expirer. Elle avait eu des tranchées excessivement violentes, en même temps que de l'oppression, avec sensation de perte de connaissance, d'épuisement, et une agitation extrême. Il s'enquit s'il y avait eu hémorrhagie, et on lui affirma que non.

L'autopsie fut faite *le soir même*. Le corps n'était pas encore refroidi. Viscères abdominaux sains.

A l'ouverture de l'utérus dilaté, on trouve une grande quantité de sang coagulé, mais pas assez, cependant, pour pouvoir dire que la perte de sang était la cause de la mort. L'utérus contenait aussi une grande partie du placenta adhérant à la surface interne.

Dans le thorax, vieilles adhérences pleurales.

Le cœur paraissait distendu, non qu'il fût dilaté, à proprement parler, mais il avait une apparence de plénitude siégeant manifestement dans les cavités droites. En ouvrant l'oreillette droite, une certaine quantité d'air s'échappa avec un petit sifflement et l'organe fut immédiatement réduit à ses proportions normales. On ne trouva aucune maladie dans le muscle ni dans les valvules. Le ventricule gauche contenait un petit caillot.

Nous avons vu enfin, dans une observation que nous avons rapportée précédemment (observation V), la mort survenir en trois heures. Là encore, l'entrée de l'air avait laissé des traces probantes, et la mort ne pouvait être attribuée à une autre cause.

Il serait superflu d'insister davantage sur les cas de mort non immédiate à la suite de l'introduction de l'air dans les sinus utérins. Aussi bien en chirurgie qu'en obstétrique, des faits précis ont été observés. Si telle observation est incomplète sur un point, telle autre apportera ce qui lui manquait.

Nous voulions montrer que l'on pouvait ne pas mourir aussitôt après l'entrée de l'air dans les veines, nous croyons avoir atteint notre but. Quant à en expliquer la raison, la chose est peut-être plus difficile, mais nous reviendrons sur ce sujet dans un autre chapitre.

3° Cas suivis de guérison. — Dans les divers cas que nous avons cités, que la mort fût immédiate ou que la vie se prolongeât plus ou moins longtemps, il était toujours possible de retrouver la cause des accidents à l'autopsie, et force était de s'incliner devant la matérialité des faits.

Il n'en est plus de même lorsque la malade a survécu. Les accidents qu'elle a pu présenter se dissipent, et il ne reste le plus souvent rien à l'appui du diagnostic que l'on a porté. On comprend dès lors que les cas sont rares où l'on peut affirmer que l'on a eu affaire à l'entrée de l'air dans les veines. Il en existe cependant ; des chirugiens, au cours d'opérations sur le cou, ont observé les accidents caractéristiques de l'entrée de l'air dans les veines suivre le bruit particulier que l'on entend en pareille circonstance, et que nous avons décrit précédemment, et ont vu leur malade se remettre d'une façon définitive. Là, bien que le fait n'ait pu être démontré anatomiquement, il ne s'en impose pas moins.

Cormack (1) cite un cas de ce genre. C'est celui d'une jeune fille qui, pendant une opération sur le cou, eut une

(1) Cormack : *Loc. cit.*

défaillance telle qu'on ne pouvait presque plus percevoir son pouls, et elle perdit connaissance. Elle resta ainsi une heure et demie, puis se remit tout-à-fait.

Nous ne nous étendrons pas inutilement sur les symptômes de l'entrée de l'air dans les veines suivie de guérison. Ordinairement, ils sont absolument semblables à ceux des cas précédents, le dénouement seul diffère. Parfois, cependant, ils sont moins terrifiants, et peuvent se borner à une défaillance de durée variable, comme dans le cas rapporté plus haut.

Des cas de guérison ayant été observés en chirurgie, il est rationnel d'admettre qu'il doit en exister également en obstétrique. Il n'est pas très rare, en effet, de voir, au cours d'un accouchement, des femmes être prises de défaillance, d'accidents nerveux plus ou moins terrifiants dont la cause échappe souvent mais qui, pour un observateur prévenu, pourrait bien être attribuée à l'entrée de l'air dans les sinus utérins.

Parmi des faits de ce genre, nous pouvons en citer deux appartenant, l'un à M. le docteur Montaz, chirurgien en chef de l'Hôpital de Grenoble, l'autre à M. le docteur Goullioud, chirurgien de l'Hôpital Saint-Joseph, qui ont bien voulu nous permettre de les rapporter.

Ces deux observations ont toutes deux trait à l'entrée de l'air dans les veines utérines. La première n'est pas absolument probante, mais les symptômes qu'elle présente sont tellement analogues à ceux de la seconde dans laquelle on a eu la preuve, en quelque sorte matérielle, de l'entrée de l'air, qu'il vient naturellement à l'esprit d'établir entre les deux une corrélation.

OBSERVATION XI

Due à l'obligeance de M. le Dr Montaz (Communication orale).

Injection utérine. — Introduction d'air dans les veines utérines. — Guérison.

Madame X..., âgée de 38 à 40 ans, était enceinte de son troisième enfant.

Rien à noter dans ses antécédents.

Elle était au sixième ou septième mois de sa grossesse, quand survinrent des accidents de fausse couche, avec hémorrhagies, fétidité de l'écoulement et fœtus mort.

Devant ces symptômes d'infection, et pour activer le travail, il fut fait dans l'utérus des injections antiseptiques.

Ces injections furent pratiquées au moyen d'une grande canule vaginale terminée en pomme d'arrosoir, et en communication avec un irrigateur Eguisier aussi désinfecté que possible. (Le fait que nous rapportons remonte à dix ou douze ans, ce qui explique qu'on se soit servi d'un simple irrigateur).

L'instrument fonctionnait fort mal, le liquide se mélangeait avec de l'air, et produisait un bruit de gargouillement en passant dans le tube.

Le liquide avait à peine pénétré dans l'utérus quand subitement, la malade, qui était couchée, fut comme foudroyée : elle perdit immédiatement connaissance, de l'écume sortit de ses lèvres, les mâchoires se contracturèrent et des convulsions généralisées se produisirent ; le facies était vultueux, cyanosé, la respiration arrêtée.

On porta immédiatement secours à la malade, on la plaça la tête basse, les dents furent desserrées et la respiration artificielle par élévation et abaissement alternatifs des bras fut aussitôt pratiquée.

Au bout d'un temps qui parut fort long, mais qui peut être évalué à quelques minutes, la respiration se rétablit, et la connaissance revint, sans que la malade conservât aucun souvenir de ce qui venait de se passer. L'expulsion du fœtus se fit, et le rétablissement fut complet.

OBSERVATION XII

Due à l'obligeance de M. le docteur Goullioud.

Entrée de l'air dans les veines utérines par rupture d'un ballon de Barnes. — Guérison.

Il s'agissait d'un cas complexe : seconde grossesse tardive chez une femme de 36 ans, dans un utérus myomateux ; douleurs intolérables de compression, hémorrhagies, pas d'espoir d'un accouchement heureux à terme par suite de la présence d'un volumineux fibrome de la lèvre postérieure. La provocation de l'avortement devint urgente au quatrième mois, par suite de l'état général grave de la mère, et fut décidée à la suite d'une consultation avec le docteur Chevalier, de Roanne.

Après désinfection et anesthésie superficielle, et après avoir dilaté le col avec les bougies de Hégar, nous plaçons un ballon de Barnes. Il déterminait des douleurs fortes et régulières, quand tout à coup la malade s'écrie que quelque chose a éclaté dans son ventre, et qu'elle meurt. Ce cri poussé, elle perd connaissance.

D'une pièce voisine nous arrivons bientôt, et nous trouvons une femme pâle, sans connaissance, sans pouls, les yeux fixes, les pupilles dilatées, une respiration stertoreuse, de l'écume aux lèvres. Nous eûmes l'impression d'une mort imminente.

L'idée de la possibilité de l'éclatement du ballon et de l'entrée de l'air dans les veines nous fit d'abord ouvrir le robinet du ballon de Barnes, puis retirer celui-ci. Piqûres d'éther, etc.

Bientôt nous reprenions espoir, la mort ne s'étant pas produite aussitôt, sachant bien que l'entrée de l'air dans les veines n'est pas toujours fatale. Au bout de quelques minutes, le pouls redevint plus fort ; après quinze minutes, premiers mouvements des yeux ; puis les accidents se dissipèrent.

L'avortement n'eut lieu que trois semaines après, spontanément.

L'entrée de l'air dans les veines nous parut certaine. Une fissure s'était produite au niveau du petit godet destiné à l'index qui doit porter le ballon. Un emphysème des tissus utérins ou péri-utérins, perceptible à travers la paroi abdominale, confirmait cette idée. D'ailleurs, un décollement placentaire partiel s'était déjà manifesté par des pertes. Heureusement les sinus n'avaient qu'un développement incomplet et la quantité d'air qui avait pénétré dans la circulation avait été insuffisante pour déterminer des troubles mortels.

Je n'ignorais pas le danger de ces ballons, mais la commodité des ballons de Barnes, qui, s'ils peuvent être gonflés par une injection de liquide, sont cependant manifestement destinés à être insufflés, est telle que j'y avais eu recours plusieurs fois pour activer les douleurs provoquées par la méthode de Krause avant de connaître le ballon de Champetier de Ribes.

Dans les deux cas que nous venons de rapporter, il n'est pas possible, surtout dans le second, de révoquer en doute l'entrée de l'air dans les veines comme cause des accidents. Chez la malade de M. le docteur Montaz, il n'y a rien, il est vrai, qui le prouve d'une façon certaine, mais on cherchera vainement un autre facteur étiologique. Les accidents dont elle a été prise ressemblent assez, pourra-t-on nous dire, à ceux que l'on observe dans l'épilepsie, mais qu'on cherche dans ses antécédents on n'y trouvera rien, et il serait bien surprenant que cette névrose eût attendu quarante ans pour sortir de l'état latent et se manifester.

L'aspect que la malade a présenté diffère totalement encore de celui qu'offrent les jeunes femmes lorsqu'elles sont prises d'accidents syncopaux pendant une injection utérine douloureuse.

Dans les circonstances où l'injection a été faite, rien ne s'opposait, du reste, à ce que de l'air pénétrât dans les veines utérines : l'hémorrhagie indiquait que le placenta avait subi un commencement de décollement, et le mauvais fonctionnement de l'appareil servant à pratiquer l'injection se prêtait à merveille à l'éclosion des accidents.

Les symptômes, dans le cas de M. Montaz, offrent enfin, nous l'avons déjà fait remarquer, une grande ressemblance avec ceux que rapporte M. Goullioud. Or, dans l'observation de M. Goullioud, l'étiologie des accidents est bien nette, bien précise, l'air est parfaitement entré, on le sent sous sa main et cette constatation a presque toute la valeur d'une autopsie.

Nous en avons fini avec l'exposé des symptômes de l'entrée de l'air dans les sinus utérins et avec la marche des accidents qui en résultent. Un grand point d'interrogation se pose maintenant. Pourquoi ces accidents varient-ils ? Pourquoi n'aboutissent-ils pas toujours au même résultat ? C'est là un problème bien difficile à résoudre. De nombreuses théories ont été émises sur la façon dont agissent les gaz dans la circulation. Nous les examinerons, nous les discuterons, et les juxtaposant à la clinique, nous verrons à quelles conclusions on peut s'arrêter.

CHAPITRE V

Anatomie pathologique et pathogénie

Avant d'étudier la pathogénie des accidents produits par l'introduction de l'air dans les sinus utérins, il est nécessaire d'examiner quels sont les organes dans lesquels il se retrouve à l'autopsie et sous quel aspect il manifeste sa présence.

D'après une observation de Draper, observation que nous avons publiée dans un chapitre précédent, il pourrait se faire que l'air apparût dès la première incision pratiquée sur le cadavre, sous la forme de petites bulles mélangées au sang. Nous dirons cependant que l'observation de Draper est la seule dans laquelle nous ayons trouvé mentionné ce phénomène. Il n'en est parlé nulle part ailleurs, ce qui fait que nous ne pouvons pas considérer la chose comme constante.

C'est principalement dans les cavités du cœur droit que la présence de l'air se manifeste de la façon la plus apparente et pour ainsi dire constante.

Dès qu'on a ouvert le péricarde où, soit dit en passant, on n'observe ordinairement rien d'anormal, le cœur apparaît volumineux et comme dilaté. Cette augmentation de volume porte, si on observe de plus près, uniquement sur l'oreillette et le ventricule droits qui, si on les palpe, donnent une sensation particulière d'élasticité. Lorsqu'on les incise, on en voit sortir du sang finement aéré, du sang spumeux, selon l'expression classique. Ce sang peut être plus ou moins abondant, mais il existe presque toujours. C'est avec intention que nous disons presque toujours, car il est des cas où on a trouvé de l'air non mélangé au sang, mais c'est l'exception. Cormack l'explique du reste par ce fait que si l'on distend très rapidement l'oreillette droite, et suffisamment pour en arrêter instantanément les contractions, le sang et l'air ne se mélangent pas.

Si on compare maintenant la quantité d'air renfermée dans chacune des deux cavités droites, on verra que c'est l'oreillette qui en contient le plus. Il peut même se faire, rarement il est vrai, qu'on n'en trouve aucune trace dans le ventricule.

Quant à la présence de l'air dans le cœur gauche, on peut dire qu'elle est exceptionnelle, et cela se conçoit, car pour que l'air y parvînt, il faudrait qu'il passât, auparavant, à travers les capillaires du poumon. Le fait est pour ainsi dire constant chez certains animaux, le cheval par exemple, dont les vaisseaux capillaires du poumon ont un calibre beaucoup plus considérable que ceux de l'homme. Lorsqu'on injecte de l'air dans la circulation veineuse, on retrouve celui-ci dans le cœur gauche, dans l'aorte et jusque dans les artérioles du cerveau. Chez le chien, on observe quelquefois le même phénomène. Il faudrait donc admettre la possibilité du même fait chez l'homme dans certains cas où, pour une cause inconnue, les capillaires du poumon pourraient livrer passage à l'air; c'est du reste ce que Handyside (1) a cherché à établir.

Il est assez fréquent de voir des bulles d'air dans les petites veines superficielles du cœur. Le fait est noté dans l'observation de Draper à laquelle nous faisions allusion plus haut, et nous-même, nous l'avons observé chez des lapins auxquels nous avions injecté de l'air dans le système veineux.

La veine cave inférieure, comme le cœur, renferme ordinairement de l'air. Celui-ci peut s'y rencontrer mélangé ou non à du sang. Dans le premier cas, c'est du sang spumeux, comme celui que nous avons vu dans le cœur droit; dans le second, il peut constituer de petites colonnes alternant avec du sang, formant ainsi une sorte de chapelet, ou occuper à lui seul tout le vaisseau que l'on aperçoit alors distendu au point d'atteindre les dimensions de l'intestin grêle.

On peut trouver encore du sang spumeux dans les vaisseaux des ligaments larges, comme May l'a observé. On en a vu également dans l'utérus, mais ce n'est pas fréquent. Ce que l'utérus présente d'intéressant, ce sont ses sinus qui apparaissent quelquefois béants, montrant ainsi la porte d'entrée de l'air.

Il est un organe dans lequel il est particulièrement intéressant de rencontrer de l'air : c'est le foie. Au premier abord, le fait semble extraordinaire. On a pu voir, cepen-

(1) *Edinburgh med. Journal*, 1838, n° 134.

dant, dans les observations III et V, que May l'a observé. Le foie et la veine porte contenaient du sang spumeux. Draper cite également un cas (observation VII), dans lequel le foie et les veines mésentériques contenaient de l'air. Kézmarsky (1) dit qu'à la suite de l'introduction de l'air dans les sinus utérins, on en retrouve dans le système porte. Dans le foie et dans les veines sus-hépatiques des lapins auxquels nous avons injecté de l'air, nous avons également observé du sang spumeux; il est vrai que l'injection avait été faite à une veine de l'oreille, par conséquent dans le territoire de la veine cave supérieure; cela montre néanmoins que du cœur droit l'air peut se rendre au foie.

Nous avons vu du reste, en étudiant la circulation de l'utérus, que des communications existent entre le système porte et les veines tributaires de la veine cave inférieure, et que Hyrtl a montré qu'une injection poussée dans la veine mésentérique remplissait le plexus veineux de l'utérus et du vagin.

Les poumons présentent un aspect variable, tantôt ils sont hyperémiés, tantôt ils sont anémiés, affaissés; d'après Cormack (2), ils ne seraient pas emphysémateux, pour d'autres, ce serait le contraire.

Les veines du cerveau renfermaient quelquefois de l'air, Draper en a trouvé dans les veines méningées et dans la veine de Gallien. Lionet a vu l'arachnoïde soulevée par des bulles et les veines qui rampent entre les circonvolutions ainsi que celles de la base du cerveau contenir éga-

(1) *Loc. cit.*

(2) Cormack, Thèse de Paris, 1870.

lement de l'air. D'après Bouillaud (1), on en trouverait toujours dans les veines cérébrales du cheval.

Les autres organes ne présentent rien de particulier.

Comme on vient de le voir, l'air se retrouve dans de nombreux organes, en un mot dans la plus grande partie du système veineux, aussi comprendra-t-on que les théories qui ont été successivement imaginées pour expliquer les accidents aient dû être nombreuses. On peut cependant les ramener à trois, basant cette classification sur l'organe qui leur a servi de base, et c'est ainsi que nous étudierons la théorie cardiaque, la théorie pulmonaire et la théorie centrale ou cérébrale.

La théorie cardiaque a compté de sérieux défenseurs, Nysten, Magendie, Amussat, pour ne citer que les principaux. Pour eux, la mort par entrée de l'air dans la circulation est due à un arrêt du cœur, mais tous ne sont pas d'accord sur la cause de cet arrêt. Pour Nysten, Amussat, Magendie, Muron, Laborde, l'air pénétrant par la veine cave dans l'oreillette droite, distend celle-ci de telle façon que les fibres musculaires qui la constituent, perdant leur élasticité, ne pourront plus se contracter. D'autre part, si la contractilité persiste, elle sera impuissante à s'exercer sur la masse élastique que constitue le mélange de l'air et du sang. La circulation étant ainsi interrompue, il y aura anémie cérébrale et en même temps asphyxie par défaut d'oxygénation dans les poumons. Cormack, qui partage cette opinion, cite un cas dans lequel, l'air s'étant introduit dans les veines, une saignée fut pratiquée, et aussitôt le malade revint à lui et le pouls reparut; la mort ne sur-

(1) *Journal des connaissances médico-chirurgicales*, 1837.

vint que sept heures après le début de l'accident. Dans ce cas, la saignée aurait donc agi en diminuant la tension du système veineux et par suite, de l'oreillette droite. Boulley a rapporté un fait analogue observé chez un cheval.

Pour quelques physiologistes, Marchal, Oré, par exemple, la distension de l'oreillette droite ne serait pas seule en cause ; il y aurait un élément de plus. L'air agirait non seulement en distendant les fibres cardiaques, mais encore en exerçant sur elles une sorte d'action sédative, toxique, en quelque sorte.

Cette toxicité serait particulière à l'air atmosphérique, car, comme le fait remarquer Oré (1), on peut introduire sans accidents des quantités d'oxygène, d'hydrogène, d'azote, bien supérieures aux quantités d'air qui produisent la mort. C'est ainsi qu'il a pu injecter à un chien 300 c.c d'azote sans accidents, tandis que 60 à 80 c.c. d'air atmosphérique tuaient un autre chien de même taille. Le cœur droit serait donc paralysé, non plus mécaniquement mais chimiquement.

Enfin l'air contenu dans le cœur droit pourrait le paralyser par action réflexe sur les pneumo-gastriques ; c'est la théorie de MM. Arloing et Tripier.

D'après les partisans de la théorie cardiaque, la mort surviendrait par arrêt du cœur, la cause de cet arrêt résidant dans le cœur lui-même. Pour ceux qui défendent la théorie pulmonaire, c'est encore l'arrêt du cœur qui amène la mort, mais l'obstacle est plus loin, il siège dans le poumon. On démontre en physique qu'une colonne liquide interrompue de place en place par des bulles

(1) Oré : *Gaz. hebd. de médecine et de chirurgie*, 1863.

gazeuses éprouve les plus grandes difficultés pour cheminer dans un tube capillaire. Nicaise (1), dans sa thèse d'agrégation, rapporte à ce sujet des expériences qu'a faites Jamin et qui sont très démonstratives ; voici en quoi elles consistent :

« Prenez, dit Jamin, un tube de verre capillaire contenant de petits index d'eau séparés par des bulles d'air, puis, avec une machine à pression, refoulez de l'air ou du mercure contre la colonne d'eau, vous verrez qu'il faut une pression de quatre, cinq, six atmosphères pour soulever cette colonne d'eau qui ne renferme cependant qu'une quantité d'air insignifiante. »

Or, la présence de l'air dans les vaisseaux capillaires du poumon produit un résultat semblable. Il constitue là un obstacle contre lequel le cœur est impuissant à lutter, et de cet état de choses résulte la mort par syncope.

Cette théorie est, on le voit, d'accord avec les lois de la physique, et, ce qui viendrait à son appui, c'est ce fait observé par les physiologistes qu'on peut injecter impunément une assez grande quantité d'air à un cheval ; or, on sait que les capillaires de ce dernier ont un calibre plus considérable que chez les autres animaux, rendant ainsi le passage de l'air plus facile.

Bichat, Morgagni ont soutenu la théorie cérébrale, disant que l'air se rendrait jusque dans les veines de l'encéphale, allant ainsi directement troubler les fonctions cérébrales. Ce mécanisme est un peu compliqué, néanmoins des faits existent, qui montrent qu'on retrouve de l'air dans les veines de la base du cerveau, dans celles

(1) Nicaise : Thèse d'agrégation, 1872.

des circonvolutions, etc., en pratiquant l'autopsie de personnes mortes des suites de l'entrée de l'air. Dans Follin et Duplay (1), on trouve même cité le cas de V. Mott qui, en pratiquant l'ablation d'une tumeur de la parotide, ouvrit la veine faciale. L'entrée de l'air s'annonça avec tous ses symptômes. Au bout d'une demi-heure, les accidents cessèrent graduellement, mais la bouche resta déviée et on observa une hémiplégie complète. Il s'écoula plus d'une heure avant que le malade pût articuler quelques mots, et un jour entier avant qu'il eût recouvré l'usage du bras et de la jambe.

Les accidents nerveux, dans ce cas, ne peuvent guère s'expliquer autrement que par une embolie, et la rapidité avec laquelle ils guérissent montre bien que cette embolie n'a pu être produite par autre chose que de l'air qui se serait ensuite dissous dans le sang. Il faut donc admettre que la théorie cérébrale a, comme les précédentes, sa raison d'être.

Que doit-on penser maintenant de toutes ces opinions, et quelle est la vraie? Couty (2), qui a étudié sérieusement la question de l'entrée de l'air dans la circulation, les réfute toutes. Pour lui, l'air ne paralyse pas le cœur droit, parce que, loin d'arrêter ses contractions, il les excite et les accélère ; de plus, le cœur s'arrête le dernier, après les muscles volontaires et respiratoires.

L'arrêt circulatoire n'est pas dû à l'obstruction des capillaires pulmonaires, car le gaz produit un ralentissement et non un arrêt complet, et dans quelques cas, l'air n'arrive pas jusqu'aux poumons.

(1) Follin et Duplay : *Traité de path. ext.* t. II, p. 534.

(2) Couty : *Loc. cit.*

L'air, enfin, ne tue pas par le cerveau, parce qu'il n'arrive pas jusque-là, et s'il y arrivait, les phénomènes seraient inverses de ceux qu'on observe.

Il affirme, lui, que tous les troubles généraux sont dûs à la diminution ou à l'arrêt de l'ondée aortique, trouble primitif et constant ; ils n'ont rien de spécial à l'entrée de l'air, ce sont les symptômes de l'arrêt circulatoire.

Nous pensons que dans ce débat tout le monde a raison, et qu'il ne faut réfuter aucune des trois théories que nous avons mentionnées.

L'air, quelquefois, ne va pas plus loin que le cœur, mais cela est suffisant, car en distendant le cœur, en le forçant en un mot, il peut très bien arrêter ses mouvements, surtout si l'on admet qu'il a sur ses fibres une action sédative ; et celle-ci doit exister puisque les expériences d'Oré le démontrent. Le cœur bat le dernier, cela est vrai, nous l'avons observé sur le lapin, mais c'est que le cœur se débat, luttant contre l'obstacle, et ses contractions n'ont aucun effet.

Le poumon, dit Couty, ne doit pas entrer en ligne de compte, puisque l'air ne va pas toujours jusqu'à lui. Mais si la distension du cœur suffit pour que celui-ci l'arrête, l'air, plus abondant dans certains cas que dans d'autres, parviendra au poumon, et ce dernier viendra mettre un obstacle de plus au cours du sang, et contribuera encore à la distension du cœur droit. Au lieu d'une seule cause, il y en aura deux.

Quant à la théorie cérébrale, si elle n'est pas applicable à tous les cas, elle doit l'être à quelques-uns, peut-être quand l'air n'est pas en quantité suffisante pour distendre le cœur ou pour obstruer les capillaires du poumon.

Couty, du reste, après avoir réfuté ces théories, arrive à cette conclusion que la mort provient de l'arrêt de la circulation ; sur ce point tout le monde est d'accord, mais il en place le point de départ dans le cœur gauche. Cela est possible, mais ne peut-il pas se faire que celui-ci s'arrête parce que le cœur droit ne fonctionne plus ? Nous pensons que cela est, les deux cœurs devant être solidaires l'un de l'autre.

Mordret (1) admettait la distension du ventricule droit et l'action de l'air sur le cerveau pour expliquer la mort. Pour lui, dans les cas foudroyants, il n'y a que syncope par distension du ventricule droit ; quand la syncope se prolonge, le pouls, la pâleur indiquent qu'il y a arrêt circulatoire ; quand de l'écume bronchique apparaît, c'est que la mort est moins rapide et qu'elle est due à des phénomènes d'asphyxie ; les convulsions partielles ou généralisées tiennent à l'action sur le cerveau d'un sang non oxygéné, ou à la présence de gaz dans ses vaisseaux. Il admet donc trois genres de mort ; par syncope, par asphyxie et par apoplexie.

Nous venons de voir comment on peut expliquer la mort par entrée de l'air dans les veines, mais il serait important de rechercher les raisons qui font que les résultats de ces accidents ne sont pas toujours les mêmes, pourquoi, en un mot, la mort qui est foudroyante dans la plupart des cas se fait attendre plusieurs heures dans d'autres, et parfois ne se produit même pas.

Cormack donne à cela deux raisons. Pour lui les résultats varient suivant la quantité d'air introduite, et suivant la rapidité et la force de l'introduction.

(1) Mordret : *Loc. cit.*

On comprend facilement l'importance de la quantité d'air introduite dans le système veineux. Il est évident que l'air agissant mécaniquement sur le cœur, sur le poumon et quelquefois même sur le cerveau, la résistance qu'il opposera sera d'autant plus difficile à vaincre qu'il aura un volume plus considérable. S'il se réduit seulement à quelques bulles, celles-ci pourront se dissoudre assez facilement.

La rapidité et la force de l'introduction ont une importance non moins grande. Diverses expériences ont été faites à ce sujet sur des animaux, et nous-même les avons répétées sur des lapins. Nous avons constaté de notables différences dans les résultats obtenus suivant que l'injection était faite lentement ou rapidement. Sur des lapins de trois à quatre kilogrammes, nous pratiquions, au moyen de la seringue de Pravaz, des injections d'air dans une veine de l'oreille ou de la cuisse. Le piston de la seringue étant poussé brusquement, nous provoquions une mort extrêmement rapide avec un centimètre cube d'air. Mais, si nous procédions avec lenteur, en ayant soin de ne faire pénétrer le contenu de la seringue qu'en deux minutes, non seulement il ne se produisait rien, mais il fallait arriver à trois et même quatre centimètres cubes d'air pour tuer le lapin.

Ceci permet de se rendre compte pourquoi l'entrée de l'air dans les veines n'est pas toujours suivie de mort. L'air entrant lentement se dissout en partie, et si la quantité n'a pas été trop considérable, le cœur peut continuer à se contracter. Il pourrait même se faire que chez quelques sujets, sous l'impulsion du muscle cardiaque, quelques bulles pussent franchir les capillaires du poumon, ce qui expliquerait la présence de l'air dans les vaisseaux de l'encéphale.

On s'explique moins facilement comment se comporte l'air dans les cas où la mort ne survient que quelques heures après l'introduction de celui-ci dans la circulation.

Ne pourrait-il se faire que l'air n'ayant pas pénétré en assez grande quantité et assez rapidement pour amener une distension brusque du cœur, ce dernier se fatigue de lutter contre lui? L'air expulsé irait jusqu'aux capillaires du poumon, mais ne pouvant aller plus loin, il formerait une masse élastique contre laquelle le cœur épuiserait ses efforts, d'où syncope lorsque ce muscle, au bout d'un certain temps, ne pourrait plus suffire à sa tâche. L'idée que nous émettons là n'est qu'une hypothèse, mais nous pensons qu'elle n'est pas insoutenable.

Nous avons vu, en passant successivement en revue les organes dans lesquels on constatait la présence de l'air, qu'on en rencontrait parfois dans le foie ainsi que dans la veine porte. Nous pensons qu'on pourrait aussi y voir l'explication de quelques cas de mort non immédiate.

M. Picard (1), en 1876, a pratiqué des injections d'air dans la veine porte, et les résultats qu'il a obtenus sont fort intéressants à étudier. Nous rapportons ici le compte rendu qu'il en a fait à la Société de Biologie.

« Après une injection convenablement faite dans les vaisseaux d'origine de la veine porte, les animaux succombent en deux, trois, quatre heures; l'opération a amené le développement immédiat d'un état anatomique spécial, et il en est résulté un ensemble morbide parfai-

(1) Picard : *Comptes rendus de la Soc. de Biol.*, 1876, t. III, p. 251.

tement distinct. Voici quels en sont les traits essentiels. Immédiatement après l'opération, le sang, arrêté dans la région du foie, s'accumule en arrière, distend les vaisseaux mésentériques de divers ordres, et produit une congestion extrême des divers organes qui sont en rapport avec eux. Ce sang, ainsi immobilisé dans le système porte, est en dehors de la circulation générale; il est, dans ce système, distinct comme s'il était hors des vaisseaux, et le système circulatoire général, qui nourrit l'organisme, se trouve par cette soustraction dans les conditions où l'aurait placé une hémorrhagie abondante.

« La plupart des phénomènes morbides résultent de ces deux conditions corrélatives : immobilisation d'une masse de sang dans la veine porte et ses affluents, et vacuité du système circulatoire général.

« C'est là un fait connu pour avoir été signalé comme suivant la ligature simple de la veine porte. Les phénomènes, dans ce dernier cas, sont analogues.

« Le point que je me propose en rédigeant cette note n'est pas de revenir sur ces faits établis, mais d'insister sur des phénomènes qui, à la suite de l'injection d'air, semblent procéder d'une cause autre que celle que j'ai signalée (vacuité du système sanguin général) et me semblent être dus à la suppression du passage à travers le foie de cette petite quantité de sang qui est demeurée dans le système sanguin général, et entretient les propriétés vitales jusqu'à la mort.

« La mesure de la pression dans le système porte et dans le système général, l'injection ayant été faite dans la veine rectale, montre qu'il y a accumulation de sang dans le système porte et vacuité du système général.

« Ultérieurement, on observe un abaissement lent des deux pressions : la pression artérielle finissant par une valeur nulle au moment de l'arrêt du cœur, tandis que la pression dans la veine porte conserve encore une valeur positive.

« Les battements du cœur ont augmenté de fréquence dès le moment de l'opération et la force a diminué peu à peu. La respiration est modifiée de façon variée, le plus souvent ralentie ; elle est accélérée par instants, mais, comme fait constant, elle est ralentie dans les derniers temps de la vie.

« La température s'abaisse peu à peu et d'une façon presque uniforme malgré l'accumulation du sang dans l'intestin, ce qui était à prévoir. Ces symptômes sont ceux que donnerait une hémorrhagie grave.

« En observant le chien en expérience, on le voit immobile et couché ; il meurt dans un coma véritable, sans avoir jamais présenté ces phénomènes convulsifs qui sont constants, à un degré quelconque, lorsqu'on tue un chien par hémorrhagie. »

Les symptômes que M. Picard a observés ressemblent beaucoup à ceux que présentent ces femmes qui, au cours d'un accouchement, succombent lentement aux accidents de l'entrée de l'air dans les veines. Or, dans plusieurs de ces cas, on a trouvé du sang spumeux dans le foie et dans la veine porte.

Dans les expériences de M. Picard, l'air a été injecté dans la veine porte ; de là, il se rend nécessairement dans le foie. Il se passe alors dans cet organe le même fait que dans les poumons : des bulles d'air se mélangeant au sang arrêtent absolument la circulation dans les capillaires, et isolent ainsi le système porte du reste de la circulation.

Chez les femmes à l'autopsie desquelles on a trouvé du sang spumeux dans le foie, il n'est pas impossible que la mort se soit produite par un mécanisme analogue. Elles présentent en effet souvent les mêmes symptômes que ceux que M. Picard a observés dans ses expériences. Ces symptômes diffèrent totalement de ceux qu'on a l'habitude de voir dans les formes ordinaires, et c'est ce qui fait dire que la mort, dans des cas de ce genre, est survenue, non par entrée de l'air dans les veines, mais par hémorrhagie. Il est donc important de les connaître, afin, lorsqu'on se trouve en leur présence, de ne pas les confondre avec ceux d'une hémorrhagie dont on chercherait vainement l'origine.

CHAPITRE VI

Diagnostic

L'introduction de l'air dans les sinus utérins s'accompagne ordinairement d'un ensemble de symptômes assez caractéristiques pour permettre à un observateur attentif de déterminer la cause des accidents qu'il a sous les yeux. La soudaineté de l'attaque, la perte de connaissance, la gêne de la respiration, les convulsions, quelquefois même l'auscultation du cœur ne lui laissent pas de doutes. Mais, à côté de ces cas très nets, il en est d'autres qui, revêtant une physionomie toute différente, font croire à toute autre chose qu'à l'entrée de l'air. Nous passerons en revue les divers accidents qui peuvent se produire au cours d'une intervention sur un utérus gravide, et qui, offrant quelques points de ressemblance avec les accidents que nous étudions, peuvent être confondus avec eux.

La première chose à laquelle pense ordinairement un médecin lorsqu'une femme tombe brusquement sans connaissance, c'est le choc utérin amenant une syncope par réflexe. De fait, cet accident se présente quelquefois, et le docteur Vibert (1), dans son rapport sur l'affaire Thomas, dit que sur soixante-douze femmes qui ont été l'objet de manœuvres abortives, six ont eu des défaillances, des lipothymies, des étourdissements ; cet état durait généralement plusieurs heures pour disparaître ensuite sans laisser de traces.

Tardieu (2) dit également à ce sujet que la sensation qu'éprouvent les femmes au moment de l'introduction d'un instrument dans l'intérieur de la matrice et de la perforation des membranes est très variable, mais que le plus souvent l'opération détermine instantanément une douleur violente, un déchirement dans le bas-ventre et l'épigastre.

Dans les cas où l'air s'introduit dans les sinus, cette douleur n'existe ordinairement pas, or le réflexe n'ayant que la douleur pour point de départ, on ne peut guère le regarder comme la cause initiale des accidents lorsque ceux-ci n'ont été précédés d'aucune plainte, ni affirmer qu'il est seul en jeu. De plus, lorsqu'il n'y a eu réellement qu'un réflexe, c'est la syncope seule sans aucun des symptômes particuliers à l'entrée de l'air.

On se demande souvent aussi, dans les cas où les accidents se prolongent, si la défaillance de la femme n'est pas due à une hémorrhagie. Il peut se faire, en effet, que le sang s'écoulant des sinus d'un utérus non contracté s'accumule dans la cavité de ce dernier sans sortir par le vagin. On observe de la pâleur, de la faiblesse du pouls,

(1) Vibert : *Affaire Thomas*, in *Ann. d'hyg. publ. et de méd. légale*. 1893, t. XXIX.

(2) Tardieu : *Etude médico-légale sur l'avortement*, 1868.

quelquefois des convulsions, tous signes communs à l'hémorrhagie et à l'entrée de l'air à forme lente. Dans des cas de ce genre, on devra vérifier par le palper l'état de l'utérus, et si l'on s'aperçoit que le fond de cet organe remonte à une hauteur anormale, faire de l'expression pour voir s'il ne contient pas des caillots en abondance. On examinera aussi les linges et l'on se rendra compte ainsi de la quantité de sang qui a pu être perdue. L'auscultation du cœur pourra quelquefois renseigner sur la présence de l'air dans la circulation.

Le volume exagéré de l'utérus et des caillots dans sa cavité indiquent qu'une hémorrhagie se produit, mais ce signe manque si l'hémorrhagie est la conséquence d'une rupture utérine, comme cela peut se voir après une version, une délivrance artificielle, car, dans ce cas, c'est dans la cavité péritonéale que le sang s'écoule, mais, indépendamment des symptômes particuliers à l'hémorrhagie, il y aura eu, au moment de la rupture, une douleur excessivement violente dont il faudra tenir compte.

Il peut arriver qu'après la délivrance, un caillot ou un petit débris de membrane soit entraîné par le courant sanguin, arrive dans le cœur droit et soit ensuite lancé par ce dernier dans le poumon : on aura une embolie pulmonaire. Cet accident ne pourra guère être confondu avec l'entrée de l'air dans les veines, car indépendamment de la dyspnée qui pourrait faire croire à ce dernier accident, la cyanose des lèvres, la toux, la constatation de râles crépitants dans le poumon intéressé et surtout les crachats hémoptoïques éclaireront le diagnostic.

On pourrait encore confondre l'entrée de l'air avec une attaque d'épilepsie. L'écume aux lèvres, la miction et la défécation involontaires que l'on peut observer dans les deux cas pourraient y faire songer un instant, mais la cyanose du visage, l'ampleur de la respiration et enfin l'absence d'antécédents lèveront tous les doutes.

Le diagnostic de l'entrée de l'air dans les veines n'est cependant pas toujours facile à établir. On devra néanmoins toujours, en présence de symptômes sur lesquels on a quelques doutes quant à leur interprétation, songer à la possibilité de l'accident, et se comporter comme si c'était réellement à lui qu'on avait affaire.

CHAPITRE VII

Pronostic et Traitement

Il n'existe pas, que nous sachions, de statistique indiquant dans quelle proportion la guérison survient à la suite de l'entrée de l'air dans les sinus utérins. Fischer (1) a établi celle des cas relatifs aux veines en général, et a démontré que la mort arrivait dans un peu plus de la moitié d'entre eux. Il est probable que cette proportion est atteinte, sinon même dépassée pour les veines de l'utérus, la femme étant déjà affaiblie par des pertes de sang plus ou moins considérables.

Le pronostic est donc fort grave. Il le sera d'autant plus que l'état général de la femme sera moins bon. Il est certain que si les accidents se produisent chez une femme affaiblie par des maladies antérieures ou atteinte de quelque affection du poumon et surtout du cœur, les chances de guérison seront bien minimes.

(1) Fischer : *Loc. cit.*

Amussat (1), dans ses expériences, a établi qu'après avoir injecté de l'air dans les veines du chien, la mort survenait beaucoup plus vite lorsque l'animal avait été préalablement affaibli par la soustraction d'une certaine quantité de sang ou par l'abstinence. Or la femme dans les sinus de laquelle l'air pénètre après la délivrance se trouve dans des conditions semblables, puisque nous avons vu que l'accident se produisait principalement lorsque son utérus relâché donnait lieu à des hémorrhagies abondantes.

La quantité d'air introduite influera beaucoup aussi sur le pronostic, et ce n'est que quand elle aura été peu considérable qu'on pourra conserver quelque espoir.

On comprend qu'en raison du danger que fait courir à une femme l'introduction de l'air dans les sinus utérins, on doive s'entourer de toutes les précautions possibles pour l'éviter. En un mot, il faut, avant tout, faire de la prophylaxie.

Chaque fois qu'on interviendra d'une façon quelconque sur un utérus gravide, quelle que soit l'époque de la grossesse, on devra se demander si, pour une raison ou pour une autre, l'air ne peut pas s'introduire dans la circulation, et dans ce cas, prendre ses mesures en conséquence.

C'est ainsi que si on est dans l'obligation de provoquer un accouchement prématuré et si c'est le procédé par décollement des membranes qu'on emploie, il sera prudent de se servir, non pas d'une sonde qui pourrait livrer passage à l'air, mais d'une bougie. Que cette bougie soit

(1) *Journal des connaissances médico-chirurgicales*, 1837.

laissée à demeure, comme cela se fait quelquefois, ou qu'elle soit immédiatement retirée, nous proposerons de compléter l'opération par un tamponnement du vagin qui, empêchant absolument la pénétration de l'air, aura en plus l'avantage d'accélérer le travail.

Si c'est au ballon de Barnes qu'on a recours, on ne devra le gonfler qu'avec un liquide. Nous avons vu le danger auquel on s'expose en le remplissant d'air.

Lorsque après un accouchement, la délivrance étant faite, on constate de l'inertie utérine, mettre en jeu la contractilité de l'utérus sera toute la préoccupation de l'accoucheur. En attendant qu'elle revienne, il sera bon de faire rapprocher les cuisses l'une de l'autre : on s'opposera ainsi à l'introduction de l'air qui pourrait se produire par aspiration de l'utérus.

Il peut se faire qu'on ait, à ce moment-là ou même plus tard, à pratiquer une injection utérine. Dans ce cas, on prendra la précaution de purger soigneusement la canule de l'air qu'elle contient en laissant écouler un peu de liquide avant de l'introduire.

On a quelquefois l'habitude, quand on pratique un tamponnement utérin, d'introduire une main dans l'utérus, tandis que l'autre pousse la gaze ou le coton. Cette manière de faire est excellente en ce qu'elle dispense de se servir d'une pince pour maintenir le col (la pince maintient mal ce dernier qui est élastique et en même temps facile à déchirer), mais elle peut favoriser l'entrée de l'air dans l'utérus ; la présence de cet air est déjà dangereuse par elle-même mais l'est encore bien plus quand le coton ou la gaze introduits par morceaux assez volumineux peuvent le refouler et le pousser dans les sinus. On devra donc, quand on agira ainsi, se servir de bandes de gaze qu'on déroulera au fur et à mesure de l'introduction, pour ne pas pousser une sorte de piston dans l'utérus.

Malgré toutes les précautions qu'on a pu prendre, il peut arriver que l'air pénètre dans les sinus utérins. Le danger est alors imminent, que faut-il faire ? Tout abandonner et porter immédiatement secours à l'accouchée. Avant tout, on lui enlèvera ses oreillers et on la placera la tête le plus bas possible. Les expériences ont démontré que la mort par entrée de l'air survenait plus vite dans la position verticale que dans la position horizontale ; le Dr Senn (1) a même vu l'entrée de l'air favorisée par la seule élévation de la tête ; donc, se garder d'asseoir la malade.

Cela fait, on devra pratiquer une saignée, dans le but de soulager le cœur droit. Quelques auteurs, Couty (2), Mordret (3), la regardent comme nuisible, mais Cormack la regarde avec raison comme très salutaire. Il montre que quand on ouvre la jugulaire, le sang peut refluer à travers la valvule tricuspide et qu'alors les contractions du cœur reparaissent. Haller, dans sa *Physiologie* et dans son *Traité sur le mouvement du sang*, dit également, que le cœur peut se vider quand on ouvre la jugulaire. John Reid (4) l'affirme aussi. Certes, nous ne préconisons pas la saignée à la jugulaire, car cela serait fort dangereux, mais nous pensons qu'une saignée du bras remplirait la même indication.

(1) Senn : *Etude expérimentale et clinique sur l'embolie d'air*, in *The american surg. Assoc.* Compte rendu in *Philad. med. Times*, 1885,

(2) Couty : *Loc. cit.*

(3) Mordret : *Loc. cit.*

(4) J. Reid : *Loc. cit.*

Pendant qu'on pratiquera la saignée, un aide frictionnera la malade et lui fera inhaler de l'oxygène.

Oré (1) a préconisé la faradisation des pneumogastriques, et de fait, elle est fort utile. Oré explique l'action de l'électrisation par la dilatation des parois thoraciques qu'elle détermine. Il fait remarquer que si l'inspiration suffit pour attirer dans le cœur l'air qui s'introduit par l'ouverture d'une veine, la dilatation forcée des poumons débarrassera le cœur d'une partie de l'air qu'il contient : les poumons agiront ainsi comme une pompe aspirante. Les deux pôles devront être placés l'un au cou, l'autre sur la paroi thoracique. Oré conseille même de les placer dans une incision faite rapidement au bistouri, mais nous croyons cette précaution inutile.

Le traitement enfin se complétera par les moyens classiques en usage contre la syncope, tels que respiration artificielle, piqûres d'éther, etc...

Les injections sous-cutanées de sérum artificiel auront leur raison d'être, dans les cas où l'on supposera que les accidents sont dus à la présence de l'air dans le foie, pour remplacer le sang isolé dans le système porte.

Rapport médico-légal sur une affaire d'avortement

par M. le professeur LACASSAGNE

Alexandre-Eugène Lacassagne, professeur de médecine légale à la Faculté de médecine de Lyon, demeurant dans cette ville, rue Victor-Hugo, n° 8, sur la réquisition de M. Prieur, commissaire de police, en date du 11 mars 1895.

(1) ORÉ : *Loc. cit.*

Serment préalablement prêté, me suis transporté le lendemain à 9 heures, rue ....., pour après visite, dresser rapport de l'état du corps d'une inconnue âgée de 30 ans environ, décédée subitement aujourd'hui vers deux heures chez Mme X..., accoucheuse et logeuse en garni. La défunte n'a pas de papier établissant son identité, elle serait logée depuis hier seulement chez la femme X... qui a dîné aujourd'hui avec elle à midi et demi et qui ne peut fournir, dit-elle, aucun renseignement sur son compte.

I. — Le corps est sur le lit dans le décubitus dorsal, la tête un peu penchée du côté droit, à moitié habillé, ayant encore des bas, un jupon noir et une chemise en oxford, un fin tricot. Du sang s'écoule par les parties sexuelles, taches sur la chemise. Les seins ne sont pas volumineux, ils sont recouverts de ouate, et lorsqu'on presse sur le mamelon, on fait sourdre une sorte de liquide jaunâtre et épais. Après avoir palpé l'abdomen et fait constater à Mme X... l'écoulement sanguin qui sort de la vulve, nous disons à la sage-femme qu'il nous semble que cette femme a dû succomber à des manœuvres abortives. Mme X..., après avoir dit qu'elle souffrait d'une maladie de cœur, ajoute : « Elle est sortie dans la matinée et a bien pu aller chez une avorteuse. »

II. — Les constatations que nous avons faites étant suspectes, nous prévenons le commissaire de police et celui-ci envoie le corps au laboratoire, où à deux heures nous procédons à l'autopsie à l'effet de dire les causes de la mort et faire toutes les constatations utiles à la recherche de la vérité. Nous sommes assisté par M. le Dr H. Coutagne et par MM. Devic et Condamin, agrégés à la Faculté de médecine.

III. — Le corps pèse 45 kilogs, la taille est de 1 m. 45. C'est celui d'une femme de 25 à 35 ans. Les cheveux sont noirs et abondants. La tresse à 80 centimètres.

La figure est assez calme les yeux entrouverts, les pupilles égales, pas d'ecchymoses sous-conjonctivales. — Il y a du coton dans le conduit auditif droit. Sur cette oreille se trouve une petite tumeur grosse comme un pois qui paraît être lipomateuse; aux lobules, boucles d'oreilles noires en corne. Les dents sont en bon état. Il s'écoule de la bouche une sorte de sanie rougeâtre sanguinolente. — Rien de particulier sur le cou.— Sous le menton au-dessous du cartilage thyroïde, cicatrice blanchâtre longue de trois centimètres, large de un en bas et de dix-huit millimètres en haut. Au-dessus du mamelon droit et à trois travers de doigt de celui-ci, il y un petit nœvus pigmenté.

A la face dorsale du poignet droit il y a une petite cicatrice lenticulaire de cinq millimètres. Deux autres petites cicatrices sur la saillie du cubital, trois grains de vaccin sur la saillie du deltoïde. Les pouces sont un peu volumineux, sur l'ongle de l'index gauche se trouvent des piqûres d'aiguille comme en ont les couturières.

Les seins ne sont pas volumineux.

Il s'en échappe du colostrum.

Rien à l'abdomen, pas de vergetures, et la palpation et la percussion permettent de reconnaître l'existence d'une tumeur formée par le globe utérin et remontant à quatre travers de doigt au-dessus de l'ombilic.

Il existe à la face externe du genou droit une cicatrice linéaire de sept millimètres.

A la partie postérieure du corps, décubitus, petites pétéchies. L'anus est dilaté, le périnée est taché de sang. Lorsqu'on a retourné le sujet il s'est écoulé de la bouche un liquide glaireux avec quelqnes substances alimentaires parmi lesquelles on peut reconnaître des nouilles.

IV. — Examen des parties génitales externes.

Rien sur les grandes lèvres ; sur les petites lèvres et sur tout leur pourtour, on ne trouve pas de traces de traumatisme.

Par le toucher, on constate un col ramolli, largement ouvert, et on fait facilement ballotter un produit de conception.

L'hymen est très largement déchiré, il ne reste que des caroncules myrtiformes.

V. — La cavité thoracique est ouverte. Les poumons sont énormes. Il y a de l'œdème pulmonaire très marqué, quand on presse le poumon, il s'écoule de la sérosité comme si on pressait une éponge. Dans la trachée, la mousse est abondante. Dans le péricarde, il y a un léger épanchement.

Sur le ventricule gauche, une tache laiteuse de la largeur d'une pièce de deux francs, constituée par des tractus blancs de formation récente ; elle offre des aspérités et l'aspect rugueux de la langue de chat.

Le cœur pèse 220 grammes. Le myocarde ne paraît pas malade. Il y a un peu d'induration de la mitrale dont les bords sont durs, épaissis et présentent une série de granulations endocarditiques. Il n'y a pas de rétrécissement ou d'insuffisance aortique.

Le cœur droit est énorme et contient du sang liquide et spumeux sans caillots, avec des bulles d'air ; le cœur gauche est dur et rempli. Ajoutons que l'ouverture des veines du cou, de l'abdomen et des membres inférieurs laisse écouler un sang mélangé d'air.

L'estomac contient une pâte chymeuse, environ deux assiettes, où l'on distingue des nouilles, de la viande. Pas d'odeur vineuse ou alcoolique. Pas de traces de café absorbé.

Le foie est asphyxique et le sang qu'il contient est aussi spumeux. Les reins sont congestionnés, le droit pèse 190 grammes et le gauche 150 grammes. La vessie est vide.

L'intestin présente une coloration un peu rougeâtre sur la face externe qui dénote un certain degré de congestion. Intérieurement la muqueuse est congestionnée ; au niveau du duodénum, il y a du chyme en assez grande abondance et au niveau du cœcum se trouve une accumulation assez considérable de matières diarrhéiques.

Pas d'ulcérations ou de traces d'altérations pathologiques sur la muqueuse intestinale.

Le corps n'étant pas reconnu et devant être envoyé à la Morgue, la cavité cranienne n'a pas été ouverte.

VI. — Le vagin est ouvert, nous n'y voyons pas de blessures. Le col utérin est déchiré à gauche de 15 millimètres. Son ouverture a 7 millimètres.

Le cul-de-sac antérieur du côté gauche porte deux éraillures intéressant la muqueuse et ayant l'une 20 millimètres de long sur 6 millimètres de large, l'autre 23 millimètres sur 5 millimètres de large.

Mensuration de l'utérus avant l'ouverture :

Longueur : 21 centimètres dont 4 pour le col.

Diamètre transversal maximum : 16 centimètres. L'œuf est intact sur la paroi postérieure de l'utérus ; à 5 centimètres de son sommet se trouve un fibrome formant une masse blanchâtre du volume d'une petite noisette.

A l'ouverture de l'utérus, on trouve du décollement des membranes, pas de caillots au niveau du décollement placentaire ni de maladies des membranes.

Le liquide amniotique a sa coloration normale. Il y en a 350 centimètres cubes.

Le fœtus a une longueur de 25 centimètres, la longueur du cordon est de 30 centimètres, le poids est de 295 grammes.

Au-dessus du col, dans le segment inférieur de l'utérus, les membranes sont décollées et la surface du muscle est ecchymotique et rougeâtre. Si on continue à décoller les membranes, la surface découverte est au contraire blanchâtre, contrastant avec les parties décollées antérieurement et au niveau desquelles on peut voir plusieurs sinus béants. Dans le col lui-même on constate des glaires et de petites ulcérations saignantes.

L'insertion du placenta est située vers le fond de l'utérus. La suffusion sanguine située dans le segment inférieur et mentionnée plus haut occupe un espace de 4 centimètres de large sur 12 centimètres de long.

VII. — Nous aurons à examiner plus tard la chemise de la femme qui présente des taches et est imprégnée de sang en certains points.

Conclusions

1° La nommée X..., Julie-Agathe, était enceinte de quatre à cinq mois environ.

2° Il y a eu des manœuvres abortives qui ont produit le décollement de l'œuf, les membranes de l'œuf n'ont pas été perforées.

3° Cette femme était atteinte d'une maladie de cœur, péricardite récente et endocardite chronique.

4° La mort a été produite par plusieurs causes. Les principales sont l'entrée de l'air dans les veines et un choc utérin. Une syncope mortelle a été favorisée par l'état défectueux du cœur.

5° La mort remontait à une ou deux heures après l'ingestion du dernier repas.

Lyon, le 3 avril 1895.

Signé : Lacassagne

Deuxième rapport médico-légal sur la même affaire d'avortement

par MM. les professeurs Lacassagne et Condamin

Nous soussignés, Jean-Alexandre-Eugène Lacassagne, professeur de médecine légale à la Faculté de Lyon, et Dr Condamin, agrégé à la même faculté, tous deux médecins experts des tribunaux.

Sur la réquisition de M. Benoist, juge d'instruction, en date du 23 mars 1895, serment préalablement prêté, avons après autopsie dressé un rapport pour répondre aux questions suivantes :

1° Dire si des manœuvres abortives ont été pratiquées sur la femme X.... Quelles manœuvres et à l'aide de quels instruments. Dire si elles paraissent avoir été pratiquées par une personne autre que la victime elle-même ; si elles semblent l'œuvre d'une main inhabile ou inexpérimentée.

2° Dire si ces manœuvres paraissent avoir été répétées à des intervalles plus ou moins éloignés. Si, d'après les lésions constatées, quelques-unes de ces manœuvres paraissent avoir précédé la mort, soit de plusieurs heures, soit de un ou deux, ou même sept ou huit jours.

3° Dire quel a été l'effet des manœuvres aux regards du but poursuivi, et si l'avortement en résultait nécessairement.

4° Dire si ces manœuvres ont déterminé la mort d'une manière plus ou moins directe et rapide. Est-il admissible que ces manœuvres aient été pratiquées au moment même où la mort s'est produite ? Est-ce même plus probable ?

5° Dire notamment si on peut admettre et si l'on doit admettre que la mort soit survenue d'une manière brusque et au cours de manœuvres pratiquées pour la première fois ou pour la deuxième ou la troisième fois.

6° Dire de quelle manière la mort s'est produite et quelles en sont les causes.

7° Dire d'après l'état de la digestion et tous autres éléments, combien de temps paraît s'être écoulé avant la mort depuis l'absorption d'un repas composé de viande et de pâtes alimentaires et d'une tasse de café prise après le repas.

Procéder à toutes autres remarques et constatations propres à la manifestation de la vérité.

1° — Il est certain que des manœuvres abortives ont été pratiquées sur la femme X.... Le décollement des membranes et du placenta, la suffusion sanguine constatée sur le segment inférieur de l'utérus, une petite plaie en séton à ce niveau, certaines éraillures superficielles du vagin, la constatation d'une certaine quantité de sang dans le vagin au moment de la première expertise le prouvent surabondamment.

2° — Les manœuvres pratiquées dans ce but ont dû être l'introduction d'un instrument mousse et souple, dans le corps de l'utérus ; ceci semble prouvé par ce fait que les membranes n'ont pas été rompues, l'œuf étant intact au moment de l'autopsie, ce qui n'aurait pas été rencontré avec l'introduction d'un corps rigide comme une aiguille de bas.

3°. — Il est de toute impossibilité que la victime ait provoqué elle-même ces tentatives. Il semble au contraire qu'une main relativement expérimentée soit intervenue puisque le moyen employé a été vraisemblablement une sonde, moyen scientifiquement reconnu comme amenant avec le moins de danger et le plus de sécurité soit l'avortement soit l'accouchement prématuré. Le fait est encore prouvé par la pénétration d'un instrument mousse à travers l'orifice interne du col, qui était étroit, peu dilaté et n'admettait pas la pulpe de l'index.

4°. — Il est impossible de préciser si les manœuvres ont été répétées plusieurs fois, quoique cela ne soit pas vraisemblable; en tout cas, ces manœuvres ne semblent pas avoir précédé la mort de plus de quelques heures.

En effet, à supposer que les manœuvres aient été pratiquées le matin même, elles auraient provoqué soit des douleurs utérines, soit une hémorrhagie qui n'aurait pas manqué d'appeler l'attention de la sage-femme sur un état de grossesse qu'elle déclarait ignorer ; d'autre part, l'hémorrhagie, la contraction utérine auraient empêché ou tout au moins rendu peu plausibles soit la longue promenade du matin, soit cette surcharge alimentaire constatée à l'autopsie.

Donc, non seulement il est admissible que ces manœuvres ont dû avoir lieu peu de temps avant la mort de la victime, mais encore cette hypothèse paraît probable.

5° Les manœuvres ont eu pour effet de décoller à peu près complètement les membranes de l'œuf et même un point de la surface placentaire. Dans ces conditions l'avortement était fatalement inévitable.

6° Les manœuvres pratiquées et l'écoulement de sang consécutif n'ont pu causer la mort d'une façon immédiate, s'il n'y a pas eu en même temps un autre accident tel que l'entrée de l'air dans les veines (deux sinus utérins étaient béants), ou pénétration d'un liquide dans le système veineux, ou un réflexe parti également de l'utérus.

Il n'y a scientifiquement que ces causes qui puissent amener la mort subite.

7° Il est impossible de préciser davantage la cause de la mort subite, la congestion de tous les organes sphanchniques, l'état spumeux du sang du poumon, du cœur et du système veineux sont en faveur de l'entrée de l'air dans les veines.

Toutes les probabilités sont de ce côté; la certitude manque au point de vue absolu du mot.

D'après l'état de la digestion constituée par une pâte chymeuse très homogène, plutôt solide que liquide, il paraît s'être écoulé avant la mort depuis l'absorption d'un repas copieux au moins un espace de une à deux heures. On ne distingue que quelques débris de nouilles ou de pâtes alimentaires, des morceaux de viande, le tout était d'une couleur grisâtre mais, soit à l'odeur soit à la vue, rien n'indiquait l'absorption de café.

Faisons remarquer que nous avons trouvé la vessie vide, soit qu'elle ait été artificiellement vidée ou que la victime ait uriné peu de temps avant la mort, ou bien même qu'il y ait eu des évacuations au moment du décès. Il est cependant important à noter que l'absorption d'un repas aussi complet a dû s'accompagner d'un état plus ou moins accentué de réplétion de la vessie.

L'autopsie a montré que cette femme était atteinte d'endo-péricardite de date relativement récente, rappelons qu'il y avait des taches laiteuses de nouvelle formation sur la face antérieure du cœur et que avons trouvé de petites végétations sur les bords de la mitrale et sur les valvules sigmoïdes de l'aorte. Dans ces conditions, on comprend que cette femme était prédisposée à la syncope et sous l'influence d'un réflexe parti de l'utérus, d'une vive douleur consécutive à des manœuvres abortives ou de l'entrée de l'air dans les veines, le cœur a pu tout à coup fléchir et ses contractions s'arrêter.

Nous pensons qu'il faut, de plus, faire jouer un grand rôle à l'état de la digestion. Cette femme avait l'estomac distendu par une quantité considérable de matières alimentaires. Les recherches que nous avons faites sur ce point nous ont confirmé que cet état de la digestion influençait d'une façon très marquée la production de la mort subite dans les manœuvres pratiquées du côté de l'utérus. On peut d'ailleurs consulter sur ce sujet la thèse de Bonvalot (*De la Mort subite, phénomènes d'inhibition ayant pour point de départ l'utérus* ; étude physiologique et médico-légale, Paris, 1892) et la relation médico-légale de l'affaire Thomas, 110 avortements) par le Dr Vibert. (*Annales d'hygiène et de médecine légale*, 1893, tome 29, p. 71).

On a également constaté à l'autopsie la présence d'un fibrome sous-péritonéal du volume d'une petite noisette, mais qui n'a pu, par son volume, occasionner l'avortement ni même aucun phénomène pathologique.

Lyon, le 25 avril 1895.

Signé :

LACASSAGNE et CONDAMIN

CONCLUSIONS

I. — L'introduction de l'air dans les sinus utérins peut se produire au cours de toute intervention sur un utérus gravide, à toute époque de la grossesse, et même plusieurs jours après l'accouchement.

II. — La marche des accidents est ordinairement très rapide, et la mort peut survenir en quelques secondes. Dans quelques cas, cependant, la mort ne survient que plusieurs heures après l'introduction de l'air dans les sinus. Il arrive parfois, enfin, que la mort ne se produit pas.

III. — La mort est le résultat d'une asystolie aiguë produite par la distension du cœur droit. Elle peut quelquefois être amenée par la présence de l'air dans la veine porte et les capillaires hépatiques.

IV. — L'accoucheur, dans toute intervention, doit prendre toutes les précautions possibles pour éviter l'entrée de l'air dans les sinus utérins.

V. — Le traitement consiste dans la saignée immédiate, la faradisation des pneumogastriques, les inhalations d'oxygène et les moyens employés contre la syncope. On peut avoir recours, dans quelques cas, aux injections sous-cutanées de sérum artificiel.

TABLE

INTRODUCTION 1

CHAPITRE I. — HISTORIQUE 5

CHAPITRE II. — ANATOMIE ET PHYSIOLOGIE. 11

CHAPITRE III. — MODES D'ENTRÉE DE L'AIR ET CAUSES FAVORISANTES 17

CHAPITRE IV. — SYMPTOMATOLOGIE ET MARCHE DES ACCIDENTS 41

I. Cas suivis de mort immédiate 42

II. Cas suivis de mort non immédiate 44

III. Cas suivis de guérison 55

CHAPITRE V. — ANATOMIE PATHOLOGIQUE ET PATHOGÉNIE . 61

CHAPITRE VI. — DIAGNOSTIC 77

CHAPITRE VII. — PRONOSTIC ET TRAITEMENT 81

Rapports médico-légaux par les docteurs Lacassagne et Condamin, sur une affaire d'avortement 85

CONCLUSIONS 95

www.ingramcontent.com/pod-product-compliance
Ingram Content Group UK Ltd.
Pitfield, Milton Keynes, MK11 3LW, UK
UKHW020357230726
13925UKWH00003B/1159

9 782014 069785